RECHERCHES

SUR LA NATURE ET SUR LE TRAITEMENT

DE LA

DANSE DE SAINT-GUY.

RECHERCHES

SUR LA NATURE ET SUR LE TRAITEMENT

DE LA

DANSE DE SAINT-GUY,

Par M. FOULHIOUX,

Docteur en Médecine de la Faculté de Paris,
Médecin de l'Hôtel-Dieu de Lyon, membre de la Société de Médecine de la même ville,
membre correspondant de l'Académie médico-chirurgicale de Ferrare.

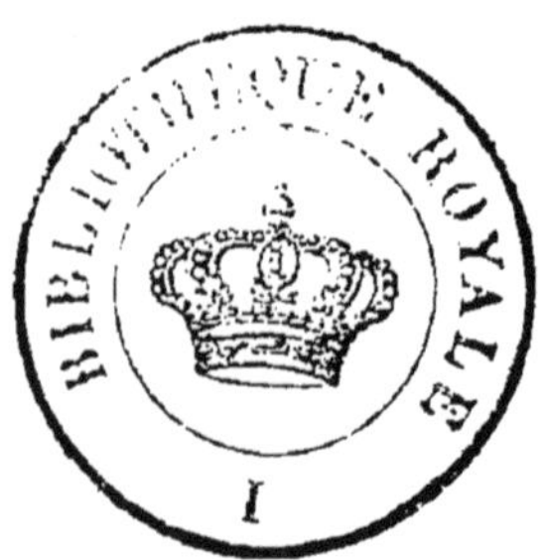

LYON.

IMPRIMERIE TYPOGRAPHIQUE ET LITHOGRAPHIQUE
DE LOUIS PERRIN,
Rue d'Amboise, 6, quartier des Célestins.

1847.

RECHERCHES

SUR LA NATURE ET SUR LE TRAITEMENT

DE LA

DANSE DE SAINT-GUY.

> L'idée d'une maladie ou de sa nature me paraît devoir consister dans la connaissance de la lésion soit vitale, soit organique ; dans celle de la manière d'être des forces vitales, ou des proportions d'énergie des éléments fondamentaux de l'organisme ; enfin, dans la notion des causes qui produisent et des phénomènes simultanés ou successifs qui expriment le mode et le degré de ces changements intimes.

L'immense variété des phénomènes qui émanent normalement du système nerveux se manifeste dans l'état pathologique de ce système.

La classe des névroses comprend une foule d'affections et de maladies que l'on peut rapporter à trois grandes sections correspondantes aux lésions de l'intelligence, de la sensibilité ou des mouvements.

Les maladies de l'une de ces sections peuvent emprunter des attributs propres à une autre catégorie : ainsi les anomalies de la sensibilité s'allient fréquemment à celles de la motilité, et celles-ci aux altérations de l'intelligence. Ce dernier rapport a souvent lieu dans la danse de Saint-Guy, maladie sur la nature et le traitement de laquelle je vais exposer mes recherches.

Le sujet à traiter est vaste : il touche d'une part à la théorie des forces, des propriétés et des lois de la vie ; et, d'autre part, il a des comexions avec un grand nombre de points de pathologie. Dès-lors il est bien à craindre de pécher par un excès de concision, ou par la trop grande multiplicité des détails.

Avant d'aborder les deux questions que je me propose de résoudre, je crois devoir examiner les sens divers qu'on a attachés à la dénomination de danse de Saint-Guy et déterminer l'acception généralement reçue, ce qui nous donnera lieu d'exposer succinctement l'historique de la maladie et le rang nosologique qui lui a été assigné par divers auteurs.

DÉFINITION HISTORIQUE.

Les maladies désignées sous le nom de danse de Saint-Guy peuvent être rapportées à deux principales, dont l'une serait dite danse de Saint-Guy vulgaire, et l'autre danse de Saint-Guy extatique et par intoxication.

Dans l'indication sommaire de l'une et de l'autre je procéderai du connu à l'inconnu, plutôt que d'après l'ordre chronologique adopté dans l'histoire de la médecine.

Ainsi, je définirai d'abord la maladie que depuis Sydenham on est généralement convenu de désigner sous le nom de danse de Saint-Guy; puis je donnerai une idée de la danse de Saint-Guy extatique et de celle par intoxication : ces dernières auraient dû être passées en revue de prime-abord, si j'avais eu égard à l'époque bien antérieure où elles ont été observées.

Pour donner une idée de la danse de Saint-Guy vulgaire, je ne crois pas pouvoir faire mieux que de transcrire le tableau succinct que Sydenham nous a laissé :

« La danse de Saint-Guy, en latin *chorea Sancti Viti*, « est une sorte de convulsion qui arrive aux enfants de « l'un et de l'autre sexe, depuis l'âge de dix ans jusqu'à « l'âge de la puberté. Elle commence d'abord par une « espèce de boitement, ou plutôt de faiblesse d'une « jambe que le malade traîne comme font les insensés ; « ensuite elle attaque le bras du même côté. Ce bras « étant appliqué sur la poitrine ou ailleurs, le malade « ne saurait le retenir un moment dans la même situa- « tion, et, quelque effort qu'il fasse pour en venir à « bout, la distorsion convulsive de cette partie le fait « continuellement changer de place. Avant que le ma- « lade puisse porter à sa bouche un verre de liquide, « il fait mille gestes et mille contours ; ne pouvant l'y « porter en ligne droite, parce que sa main est écartée « par la convulsion, il le tourne de côté et d'autre jus- « qu'à ce que, ses lèvres se trouvant à la portée du verre, « il sable promptement sa boisson et l'avale tout d'un « trait : on dirait qu'il ne cherche qu'à faire rire les « assistants (1). »

Sauvages a rattaché cette forme de la danse de Saint-Guy à la maladie désignée par Galien sous le nom de *scélotyrbe;* mais il est facile de constater, ainsi que l'a remarqué Bouteille, que ce passage de Galien est relatif à une paraplégie imparfaite, et qu'il ne peut être rapporté à la maladie qui nous occupe qu'à l'aide d'une interprétation forcée. D'ailleurs, ainsi que le remarque l'érudit Castelli (*Lexicon*), le mot de *scélotyrbe* a été employé par Galien pour désigner (par synecdoque)

(1) Trad. de Jault, p. 607, et texte in-4°, t. I, p. 360. — *Schedula monitoria.*

le scorbut, en indiquant la faiblesse des membres, qui est un des attributs de cette maladie.

Sauvages considère comme une variété de la danse de Saint-Guy que nous appelons vulgaire, ce qu'il désigne sous le nom de scélotyrbe précipité, soit que la maladie consiste dans une grande volubilité de la parole, soit qu'elle se manifeste par une succession rapide et presque continuelle des autres mouvements volontaires.

Dans le dernier congrès de Naples (1845) le docteur Dubini a signalé une maladie convulsive qu'il appelle *chorée électrique*, et qui consiste dans des mouvements rapides, réguliers, quelquefois d'un seul côté du corps ou à un seul membre. Pendant les accès le pouls est fréquent, il y a apparence de fièvre, conservation de l'intelligence, mais perte de la parole. La maladie s'accompagne de tristes pressentiments, se termine par paralysie ou attaque d'apoplexie, et doit sa naissance à une frayeur ou à la présence des vers. Le docteur Dubini, qui l'a observée trente-huit fois, l'a constamment vue se terminer d'une manière funeste. La nécropsie a montré de la sérosité dans les ventricules cérébraux, des vers dans les intestins. Le même praticien croit que les moyens convenables sont les frictions mercurielles, le valérianate de zinc.

On pourrait, avec plus de raison. rapporter à la chorée vulgaire : 1° la souris, *nyctagmus*; 2° la manière dont se comporte le système musculaire chez certains sujets affectés de bégaiement et qui, au lieu de l'anomalie des organes de la prononciation, présentent quelquefois des spasmes aux membres, aux lèvres, etc., ainsi que l'a observé sur lui-même le docteur Serres d'Alais (1); 3° le bériberi vrai (Sauvages, tome Ier, p. 800; Nicolas).

(1) *Compte-rendu de l'Acad. des Sc.*, 1845-1846.

M. le professeur Andral donne le nom de chorée du cœur à un état spasmodique de cet organe, alternant avec d'autres symptômes choréiques.

La danse de Saint-Guy extatique a d'abord été signalée par Reynald en 1373. La maladie était caractérisée par des inquiétudes, des douleurs dans les membres, des lassitudes spontanées, une céphalalgie gravative, une langueur et un état spasmodiques se liant à une disposition à l'extase qui se réalisait dans les pélerinages à l'église de Saint-Vit, dans le cercle de Souabe, où une musique de circonstance et une fête religieuse favorisaient une danse convulsive par laquelle disparaissaient les divers malaises précités.

Cette maladie est celle à laquelle a d'abord été imposée la dénomination de danse de Saint-Guy. Comme on le voit, le mot a été détourné de son acception primitive.

Vers la même époque de 1373, selon Mézeray, *Histoire de Charles V*, il régnait en Hollande une maladie épidémique convulsive qui a quelque analogie avec la précédente, mais qui en différait par la terminaison funeste à laquelle pouvait donner lieu le développement rapide d'une *tympanite* (Sauvages , *Mélancolie dansante*, tome II, page 735). Cette maladie épidémique de Hollande a été désignée sous le nom de mal de Saint-Jean, nom que l'on a aussi imposé à l'épilepsie, en égard, sans doute, à quelques affinités qui existent entre cette maladie et la danse de Saint-Guy.

Ces maladies étaient-elles nouvelles? on peut le supposer: elles furent observées après la secte des Flagellans que réprima Clément VI (1352), et à la suite de la peste noire décrite par Guy de Chauliac qui en fut atteint, la huitième année du pontificat d'Innocent VI, ainsi qu'il le raconte dans sa *Grande Chirurgie*, écrite en 1363.

A cette forme de la danse de Saint-Guy il faut rattacher la maladie extatique des Cévennes (Sauvages, tome II, page 698). On peut aussi rapporter à ce second genre de la danse de Saint-Guy, plutôt qu'à la danse de Saint-Guy vulgaire, deux maladies convulsives par intoxication, le tarentisme et la raphanie.

Le tarentisme serait, suivant Baglivi, produit quelquefois par un principe venimeux, d'autres fois par la chlorose, l'histérie, la mélancolie. Selon Serao, cette maladie convulsive ne devrait jamais être attribuée à l'intoxication admise par Baglivi, d'après plusieurs raisons parmi lesquelles je choisirai les suivantes : 1° les tarentules existaient avant le quinzième siècle, et ce n'est qu'à cette époque que l'on a commencé à observer la maladie désignée sous le nom de tarentisme ; 2° cette maladie se manifeste à Tanger, où il n'existe pas de tarentules ; 3° des expériences ont établi que la morsure par les tarentules ne produisait pas la maladie, d'où l'on pouvait conclure que cette morsure n'était qu'une occasion pour le développement des symptômes.

La raphanie, maladie convulsive caractérisée par la contraction des membres avec une agitation convulsive et des douleurs atroces, a été assimilée à la danse de Saint-Guy par Ernest Wichmann, suivant Spreugel (tome V, page 563, trad. de Jourdan). Je ne peux me rendre compte de ce rapprochement.

La chorée vulgaire et la chorée extatique ne sont-elles que des expressions diverses d'une même lésion fondamentale ? leurs différences ne tiendraient-elles qu'au cachet particulier imprimé par les causes qui leur donnent naissance (*facies non omnibus una, nec diversa tamen.....*) ?

Nous avons vu que ce n'est qu'à l'aide d'une interprétation forcée qu'on peut trouver dans Galien des traces de la connaissance de la maladie qui nous occupe. Il est plus difficile encore de découvrir des indices à cet égard dans les œuvres d'Hippocrate, soit que dans ses *Aphorismes* il parle des spasmes, soit que dans son *Traité de la maladie sacrée* il s'occupe de l'épilepsie qu'il rapporte au cerveau.

Au surplus, dans les recherches historiques médicales, on ne se pénètre pas assez des idées suivantes : 1° les auteurs qui ont écrit sur la médecine en général ne se sont pas imposé l'obligation de décrire toutes les maladies; 2° quelques-uns n'ont parlé de certaines maladies que sous un point de vue : ainsi Médicus ne considère que les chorées périodiques extatiques; Stoll ne fait mention que des chorées vulgaires, par frayeur ou par mauvais état des premières voies, ou par état rhumatismal; Bouteille ne parle que de la chorée vulgaire, si ce n'est dans ses considérations historiques, qui n'ont trait qu'à la chorée extatique. (Observations de Platner, de Horstius, etc.)

Cette maladie ne remonterait-elle pas à l'antiquité? ne daterait-elle que du moyen-âge, où elle a régné d'une manière épidémique sous forme extatique, et où elle a d'abord été signalée? aurait-elle depuis continué à apparaître de temps en temps, sporadiquement ou épidémiquement, sous l'influence d'autres causes, et comme introduite dans le nombre des maladies antérieures? Ces diverses questions ne me paraissent pas susceptibles d'une solution satisfaisante.

Les divergences d'opinion sur le rang qui doit être assigné à la danse de Saint-Guy, sont les conséquences des diverses formes morbides ou des groupes de symptômes auxquels on a particulièrement eu égard. Ainsi Platner et Tulpius, dont les observations étaient relatives à la danse de Saint-Guy extatique, pouvaient la placer parmi les aliénations mentales ; on pourrait même admettre ce rang pour la danse de Saint-Guy vulgaire, si l'on s'occupait particulièrement de l'état dans lequel se trouve alors l'intelligence. Si Méad, Pinel, Bouteille ont rapporté la maladie aux paralysies, c'est qu'ils ont eu l'occasion de l'observer lorsquelle s'en rapproche, soit primitivement, soit consécutivement, comme nous le verrons, tandis que Cullen a particulièrement dirigé son attention sur les phénomènes convulsifs. Baumes me paraît avoir envisagé la maladie d'une manière plus complète, en la considérant comme un mélange de convulsion et de paralysie qui fait que la danse de Saint-Guy tient de la nature de l'une et de l'autre, se rapprochant tantôt plus, tantôt moins de la paralysie ou des convulsions, suivant l'influence ou la modification des causes particulières. Toutefois encore, comme ce célèbre professeur parle de la danse de Saint-Guy dans son *Traité sur les convulsions*, c'est encore au mode convulsif qu'il a surtout égard, soit par suite de cette tendance naturelle de l'esprit vers les objets dont on s'est occupé plus spécialement, soit que les malades pour lesquels on a réclamé ses soins se présentassent sous cet aspect que l'on ne peut méconnaître dans les observations qu'il expose, et dans lesquelles les moyens employés sont en rapport avec ce caractère convulsif.

Je ne ferais pas mention de l'opinion de Juncker, qui rapporte la chorée à l'hydrophobie, si ce n'était pour signaler les abus qui peuvent résulter soit de la considération de quelques symptômes seulement, soit de la négligence des lésions fondamentales et des causes dans la détermination des maladies.

On ne peut, en effet, trouver un rapport entre l'hydrophobie et la chorée qu'autant que l'on ne considère que le conflit de la volonté avec les mouvements qui la contrarient quand l'hydrophobe dirige vers sa bouche un verre contenant quelque liquide.

Nous adopterons la manière de voir de Baumes pour le rang nosologique, et nous aurons particulièrement en vue la danse de Saint-Guy vulgaire, que nous désignerons simplement sous le nom de danse de Saint-Guy ou de chorée. Nous ne ferons qu'accessoirement mention des autres espèces.

DE LA CHORÉE

OU

DANSE DE SAINT-GUY.

De sa nature et de son traitement.

PREMIÈRE PARTIE.

DE LA NATURE DE LA CHORÉE.

En exposant ce qui est relatif à la nature de la chorée, nous chercherons à déterminer : 1° la lésion fondamentale qui la constitue ; 2° les grandes différences qu'elle présente, selon les changements survenus dans les conditions générales d'existence, dans les proportions d'énergie des principaux instruments de la vie, changements d'où naissent les degrés et les modes d'excitabilité dans les relations de l'organisme avec les agents extérieurs ; 3° les diverses circonstances physiologiques, hygiéniques et pathologiques d'où dérivent les dérangements de ces rapports intimes ; 4° la combinaison de ces circonstances pour donner lieu à l'un ou à l'autre des deux modes de manifestation des symptômes ; 5° l'expression de ces symptômes au physique et au moral, ainsi que la raison de leur simultanéité et de leur dépendance.

Dans cette cinquième section, après avoir étudié la maladie dans la vie de relation, nous la suivrons dans le vie assimilatrice où elle étend quelquefois son influence. Nous nous occuperons ensuite du diagnostic et des modifications que la maladie peut présenter par le concours de plusieurs causes. Enfin, nous parlerons de l'issue de la maladie, de ses terminaisons heureuses ou funestes.

Dans cette première partie de notre travail, nous aurons bien souvent l'occasion de reconnaître l'insuffisance des divisions que nous sommes obligés d'adopter pour faciliter l'exposition d'un sujet dans lequel tout s'enchaîne de telle sorte que chaque chose suppose la connaissance des autres, et paraît, quelle que soit la place qu'on lui assigne, avoir été présentée d'une manière prématurée ou tardive.

CHAPITRE PREMIER.

De la lésion fondamentale qui constitue la chorée.

Nous examinerons dans ce chapitre cette lésion : 1° telle qu'elle se manifeste et telle qu'elle a dû être observée dans tous les temps ; 2° telle qu'elle paraît devoir être conçue d'après les travaux modernes, eu égard aux dérangements cachés d'où elle émane.

Article 1er.

De la lésion fondamentale apparente qui constitue la chorée.

Dans l'état normal, toute impression est suivie, à divers degrés, d'une réaction musculaire, ou de tonicité générale, avec ou sans conscience, et qui est provoquée par l'instinct de conservation. Cette réaction diminue par la connaissance claire ou confuse de l'innocuité de l'impression : c'est ainsi que l'habitude émousse le sentiment et perfectionne le jugement.

Mais si, par suite d'une faiblesse héréditaire ou native, ou acquise, l'organisme est plus prompt à s'émouvoir, ou si la réaction pour connaître a été provoquée d'une manière trop violente et n'a pas été préparée par des impressions plus modérées, il y a disposition à un sentiment pénible qui se manifeste au retour d'une impression identique ou analogue, que cette impression provienne des relations extérieures ou qu'elle soit reçue dans l'entendement lui-même par la sensibilité psychique.

Si l'agitation qui survient alors se concilie avec une certaine coordination musculaire, on dit qu'il y a mobilité, éréthisme, disposition ou habitude convulsive ; mais lorsqu'il n'y a plus accord entre les muscles qui doivent agir de concert pour un but commun, il existe la lésion qui constitue la danse de Saint-Guy, caractérisée ainsi par des mouvements irréguliers dérivant des sensations internes, de la volonté, ou des impressions extérieures.

La maladie est ordinairement hémi-somatique. Le dérangement des synergies du système musculaire a pour résultat le développement des sympathies de ce système, c'est-à-dire les correspondances irrégulières de plusieurs muscles qui associent leur action contrairement ou d'une manière indifférente au but qu'on se propose. De même que dans toutes les opérations régulières de la vie, ou dans toutes les anomalies nerveuses, l'exaltation n'a pas lieu également dans toutes les parties du système affecté : ainsi, tandis que certains muscles ont une action exagérée, d'autres sont dans l'inertie, mais de telle sorte toutefois qu'ils soient alternativement dans l'une ou l'autre disposition, ce qui distingue encore la maladie qui nous occupe des convulsions proprement dites, où l'on observe une prédominance stable dans l'action des extenseurs ou dans celle des fléchisseurs, le plus souvent toutefois ce dernier rapport.

Par suite de sa nouvelle manière d'être et du dérangement de sa participation harmonique avec le reste de l'organisme, le système musculaire est plus affecté par les changements qu'amènent soit l'exercice de certaines fonctions intermittentes, soit les influences soli-lunaires. De là, une espèce de périodicité qui se manifeste surtout par l'interruption des phénomènes morbides pendant la nuit.

L'ataxie choréique ne saurait persévérer quelque temps sans que le système musculaire subisse l'influence suprême de l'habitude, qui est une seconde nature et qui tend à perpétuer l'anomalie fonctionnelle. Alors celle-ci n'éprouve qu'une interruption par l'affection de quelque organe, ou par l'état fébrile, et se manifeste de nouveau après la disparition de ces maladies intercurrentes.

Article 2

De la lésion fondamentale qui constitue la chorée, interprétée d'après les travaux physiologiques modernes.

Nous venons d'examiner l'ataxie choréique sous le point de vue de son expression phénoménale caractéristique ; il nous reste à rechercher la raison de cette ataxie dans les rapports nouveaux des moyens requis pour les diverses déterminations de la force motrice.

Tous les mouvements impliquent le concours simultané de plusieurs muscles qui agissent d'une manière congénère, ou par antagonisme, dans la même région ou dans des régions différentes. L'antagonisme a lieu pour maintenir dans de justes limites l'action principale : ainsi les extenseurs se contractent dans une certaine mesure pour assurer le degré de situation fixe auquel doivent s'arrêter les fléchisseurs, et les membres éprouvent des tendances en sens inverse dans la locomotion pour satisfaire aux conditions d'équilibre.

Dans la chorée, il n'y a plus cet accord entre les agents si nombreux qui doivent s'associer directement ou d'une manière opposée, et dans des proportions différentes d'énergie pour l'unité, l'harmonie de chaque mouvement.

D'après l'énoncé que nous avons donné de la chorée, il paraîtra évident qu'il s'agit d'une affection nerveuse. On sera confirmé dans cette manière de voir, si l'on se représente : 1° que la vie assimilatrice peut conserver son intégrité, et que les désordres qu'elle présente quelquefois interviennent comme une complication de la chorée, sans en constituer un trait caractéristique; 2° si l'on a égard à l'intermittence qui exclut l'idée d'une lésion fixe dans la trame des tissus, ou dans la composition des fluides.

Toutefois, en admettant que la maladie dépend du désordre de l'influence nerveuse, nous ne croyons pas nécessaire que pour cette influence les nerfs se ramifient dans toutes les parties où elle s'étend. Les nerfs doivent être considérés comme les conducteurs d'un fluide qui, par leur entremise, pénètre tous les tissus et produit soit les divers degrés de rapprochement ou d'éloignement de leurs molécules intégrantes, soit les combinaisons variées des molécules constituantes.

Dans la danse de Saint-Guy les nerfs moteurs sont-ils lésés, à l'exclusion des nerfs sensitifs ? Le champ de la sensibilité serait bien restreint, si l'on n'admettait l'existence de cette propriété que dans les parties où les impressions sont susceptibles de produire la douleur. Mais il en est autrement si l'on rapporte à cette propriété toute réaction, même sans conscience, qui se manifeste dans une partie quelconque du corps par suite d'une impression extérieure ou interne.

Quand la réflexion ne sert plus d'intermède dans l'influence de l'une sur l'autre, les propriétés sensitive et motrice s'unissent et sont ramenées à l'irritabilité.

C'est par suite d'une telle fusion que lors de la chorée les mouvemens sont si facilement excités, quoique sans douleur, par des causes diverses.

Peut-on rapporter à des parties isolées du cerveau l'anomalie musculaire qui nous occupe?

Dans la recherche de cette détermination, aurons-nous recours aux données du système phrénologique? Je pense que les rapports observés entre le développement de certaines parties du cerveau et celui de certaines facultés doivent être pris en considération dans d'autres circonstances. Les notions de ce genre me paraissent être analogues à celles du système de Lavater, c'est-à-dire constituer des signes extérieurs qui se rattachent à des conditions fondamentales.

Mais, tout en admettant la réalité des localisations, comment pourrait-on y remonter par les symptômes, puisque l'expression phénoménale est susceptible de provenir du mode suivant lequel la résultante réagit? Les différences dans le mode de réaction peuvent dépendre de la nouvelle influence relativement plus forte d'une partie cérébrale, par suite de la lésion d'une autre partie d'où ne procèdent pas immédiatement les symptômes.

Il existe entre les diverses parties du cerveau ce *consensus* qui a été signalé depuis longtemps par Hippocrate, pour l'organisme en général. Il y a des effets réfléchis pour ces diverses parties cérébrales, comme il y a des aberrations de sensibilité ou des douleurs réfléchies, lors de l'affection d'autres organes.

Mais, en évitant de trop multiplier dans le cerveau les circonscriptions qui correspondraient aux phénomènes de la chorée, nous sommes bien éloignés d'exclure une autre détermination moins restreinte : je veux parler de celle qui est relative aux hémisphères du cerveau et du cervelet.

La maladie affecte ordinairement un seul côté du corps ; dès-lors les deux moitiés de la partie intra-crânienne de l'encéphale ne sont-elles pas dans des conditions d'après lesquelles on pourrait expliquer la limitation hémi-somatique?

Schilting a prouvé que la contraction du cerveau coïncide avec les contractions convulsives des muscles. D'autre part, Morgagni fait observer qu'une partie seulement des fibres cérébrales participe à la décussation, de telle sorte que la proportion des fibres nerveuses saines est plus grande que celle des fibres nerveuses interceptées pour les membres hémiplégiques.

Barthez a cru pouvoir, d'après ces observations, donner une explication suffisante en admettant la cessation de l'antagonisme des deux hémisphères, et par suite le spasme de celui qui correspond au côté hémiplégique. Selon Barthez, ce spasme peut faire une sorte d'étranglement qui suffise pour affaiblir la continuité de l'origine des nerfs avec la moitié de leur système, qui vient de ce côté de la substance médullaire (*Sc. de l'h.*, tome II, page 123). Me serait-il permis de présenter sur cette partie de mon sujet une réflexion qui ma été suggérée par celle de Barthez, et dont ainsi l'honneur lui appartient si elle mérite d'être prise en considération.

Le principe de la volonté, qui siége en arrière des hémisphères cérébraux et qui est la résultante des deux forces qui animent ceux-ci, doit, lors de la lésion de l'un d'eux, avoir son effet du côté de celui qui est lésé, et dont la force ne contre-balance plus celle de son congénère.

En effet la résultante de deux forces actives doit s'exprimer en plus du côté où l'une est moindre, à l'opposé de la résultante de deux forces passives, de celles que, par exemple, représentent les plateaux d'une balance. Cette manière de voir peut, ce me semble, aplanir bien des difficultés qui naissent de la simple considération de la décussation ou semi-décussation des fibres cérébrales, laquelle ne paraît bien destinée qu'à ramener la pluralité à l'unité ou à la résultante.

Si la rotation n'a pas lieu par la faiblesse d'un hémisphère, tandis que que cette rotation survient chez les animaux quand on annule l'influence d'une moitié cérébelleuse par la section d'un pédoncule, c'est que chez l'homme l'habitude des mouvements volontaires s'oppose à la réalisation complète des effets qui pourraient dépendre de la lésion de l'antagonisme.

Suivant Baumes, Voettge a vu des cas où l'affection des membres était croisée, c'est-à-dire où l'extrémité inférieure droite était attaquée en même temps que l'extrémité supérieure gauche, et réciproquement, tandis que les deux extrémités opposées étaient dans leur état naturel. On a quelquefois aussi l'occasion d'observer des effets croisés dans la paralysie et dans le rhumatisme. Ne pourrait-on pas rapporter ces exceptions à la condition inconnue d'après laquelle, selon Vic-d'Azir, le membre thoracique d'un côté retourné du devant en arrière ressemble au membre abdominal du côté opposé, en admettant toutefois les modifications nécessitées par la différence des usages ? L'action nerveuse ne peut être intervertie d'une manière aussi générale sans que le principe auquel se rapportent les facultés intellectuelles et la volonté soit troublé dans ses fonctions : les nerfs sont, en effet, les instruments dont ce principe dispose pour transmettre et faire exécuter ses ordres. Nous examinerons ce mode de lésion intellectuelle et son rapport avec l'anomalie musculaire, dans la description de la danse de Saint-Guy.

En disant que les fonctions de l'âme sont alors dérangées, nous ne voulons parler que des conditions auxquelles ce principe est assujetti pendant la vie; nous le distinguons soigneusement de ses moyens d'action, à part desquels il doit être considéré comme inaltérable et destiné à une existence éternelle.

CHAPITRE SECOND.

Des différences de nature de la chorée.

Ce n'est pas assez d'avoir déterminé la lésion essentielle qui caractérise la chorée, il faut encore préciser les conditions générales qui s'associent avec cette lésion, et par lesquelles l'organisme varie pour le degré et le mode de sa susceptibilité et de ses réactions. En un mot, il faut indiquer la manière d'être des forces vitales, les rapports entre les forces radicales et agissantes : de là, des différences importantes de nature pour la chorée. D'après ces différences la maladie est distinguée en sthénique et en asthénique, l'une et l'autre réelles ou apparentes.

Dans la danse de Saint-Guy sthénique réelle, les forces radicales étant conservées, il y a tantôt déploiement exagéré des forces agissantes dans le sens où elles doivent s'exercer, tantôt déviation de ces forces qui, au lieu de se diriger dans le sens convenable, se manifestent seulement par la surexcitation nerveuse.

Dans la danse de Saint-Guy sthénique apparente,

outre l'ataxie musculaire, on remarque un développement immodéré des forces agissantes, relativement au degré que comportent les forces radicales.

C'est par une appréciation analogue que l'on parvient à déterminer si la faiblesse est apparente ou réelle.

En parlant des causes, nous rechercherons quelles sont les influences qui concourent au dérangement de ces rapports intimes.

Le rapport des deux espèces de forces peut être ramené à celui des deux éléments fondamentaux de l'économie, c'est-à-dire à celui des systèmes nerveux et sanguin ou hématosique, si l'on considère toutefois celui-ci dans un sens assez étendu, c'est-à-dire si on lui rapporte les élaborations successives de la substance alimentaire par l'estomac, les vaisseaux chylifères, les affinités vitales à la rencontre du chyle et du sang veineux, enfin l'action des poumons.

Je remarquerai, en passant, que l'admission de deux éléments fondamentaux n'exclut pas l'unité vitale. L'un de ces éléments, le système nerveux, a l'initiative; l'autre n'intervient que comme moyen général d'action, étant une condition essentielle d'activité du premier, soit par excitation, soit par le fluide qu'il lui envoie à réparer, soit en l'équipolant par ses combinaisons moléculaires.

L'union et la juxta-position des substances grise et blanche, avant la production des nerfs, exprime le rapport intime du système nerveux avec le système sanguin; la substance grise recevant presque exclusivement les ramifications artérielles, et devant par cela même, suivant les proportions différentes d'énergie du système qu'elle représente, influer sur les deux espèces de nature de l'anomalie nerveuse.

CHAPITRE TROISIÈME.

Des causes de la chorée.

Article 1er.

La danse de Saint-Guy peut survenir à tout âge; cependant elle a lieu particulièrement de six à quatorze ans, et surtout depuis l'âge de dix ans jusqu'à l'époque de la puberté. Diverses circonstances peuvent alors donner lieu à cette maladie, soit à titre de causes prédisposantes, soit comme causes occasionnelles. Suivant l'action, l'association particulière des unes et des autres, la maladie présente les attributs de l'une des variétés de la nature sthénique ou de la nature asthénique.

Les causes prédisposantes consistent dans plusieurs travaux synergiques, qui doivent s'accomplir simultanément. Ces travaux synergiques sont : 1° l'accroissement général, qui ne peut avoir lieu sans un surcroît de vie dans le système fibro-musculaire (1) ; 2° la transition de la pléthore lymphatique à la pléthore sanguine ; 3° le

(1) M. le docteur Richard (de Nancy) a plusieurs fois remarqué chez les jeunes filles choréiques une incurvation vicieuse de la colonne vertébrale ; et, sans prétendre que cette simple disposition puisse gêner la moelle rachidienne de manière à produire cette affection convulsive, ce savant professeur croit que la courbure, en forçant les nerfs à une certaine élongation, en dérangeant l'obliquité de la direction suivant laquelle ils s'échappent du cordon rachidien à travers les trous de conjugaison des vertèbres réunies, peut porter atteinte à la régularité des mouvements que ces nerfs coordonnent, et surtout donner lieu à l'espèce de paralysie dont la chorée se complique. (Richard de Nancy, *Maladies des enfants*, page 547.)

développement de l'appareil de la génération, et les rapports qu'il acquiert avec tous les points de l'organisme ; 4° le changement dans la composition des fluides, qui deviennent plus odorants, plus aptes à stimuler les tissus ; 5° la révolution qui s'accomplit dans le moral, et par laquelle les opérations intellectuelles et la volonté sont soumises à l'empire de la raison.

Or ces divers développements peuvent être entravés, soit par des dispositions natives physiques ou morales, soit par des circonstances hygiéniques ou des états pathologiques propres à l'âge où la danse de Saint-Guy se manifeste.

Parmi les dispositions natives, je signalerai : 1° la faiblesse originelle, à laquelle je rapporterai la débilité acquise dans les premières années de la vie ; 2° ces dispositions morales transmises au germe, et d'où naissent les sympathies et les antipathies que l'on ne pourrait attribuer à des influences directes.

C'est ainsi que Jacques Ier, roi d'Angleterre, ne pouvait voir sortir l'épée du fourreau sans tomber en défaillance, parce que Marie Stuart sa mère avait éprouvé pendant sa grossesse une grande commotion morale en voyant poignarder son favori. On sera moins éloigné d'admettre la réalité de cette empreinte morale pendant le premier temps de la grossesse, si l'on a égard à d'autres influences aussi difficiles à expliquer. Ainsi, les convulsions peuvent être excitées par l'influence des astres, ce que Méad paraît avoir établi par des observations plausibles dans l'un de ses mémoires intitulé : *De imperio solis et lunæ.*

Outre les dispositions natives, doit-on admettre la possibilité d'une disposition héréditaire? Dethording (et je citerai un fait analogue) a vu un frère atteint avec ses deux sœurs, et, d'une autre part, trois frères pris l'un après l'autre. Pierre Frank, qui rappelle ces faits, leur donne le sens que je viens d'indiquer. Toutefois, je pense que ces maladies de famille pourraient bien s'être développées successivement par imitation.

Plusieurs circonstances hygiéniques sont susceptibles d'entraver les synergies que nous avons signalées. Je mentionnerai :

1° Les travaux disproportionnés aux forces de l'enfant. Je ne parle pas des travaux manufacturiers qu'une sage législation a dernièrement réglés, mais des travaux intellectuels qui développent d'une manière immodérée l'intelligence au détriment de la constitution organique, surtout quand ils ont lieu ainsi sans repos intercalaires suffisants, en un mot sans égard à la loi d'intermittence, et quand on néglige en même temps les exercices convenables pour l'évolution physique de l'homme.

2° Une autre circonstance hygiénique importante est l'habitude de l'onanisme, quelquefois contractée à cet âge, et qui ne nuit pas moins par la déperdition du fluide que par la dépense directe des forces nerveuses.

3° Diverses affections morales peuvent produire une perturbation dans les actions que réclame chaque effort d'évolution de l'organisme.

Ces affections morales sont la conséquence du désir de connaître et de paraître, de l'estime de soi, des penchants sympathiques et sensuels, diverses tendances qu'éveillent soit l'exercice de l'intelligence, soit le développement de l'appareil génital, et qui engendrent les petites ambitions, la jalousie, la crainte, etc.

Quelques affections morales, violentes, peuvent déranger brusquement les harmonies particulières à cet âge; alors la frayeur peut avoir une influence plus grande, 1° parce que la connaissance n'a pas fait assez de progrès pour permettre d'apprécier assez promptement le degré d'importance des impressions extérieures; 2° parce que, selon la remarque d'Hippocrate (*Pronostics*, 3me section), le cerveau est plus facilement affecté dans les premiers temps de la vie.

Divers états pathologiques, particuliers à l'enfance, peuvent produire une distraction des forces. Cet effet peut avoir lieu par une fluxion encéphalique, une toux prolongée, la présence des vers dans les intestins avec la disposition organique dont elle dépend, enfin par les fièvres éruptives.

Article 2.

Il est facile de se représenter comment les causes que nous venons de mentionner peuvent, par leurs combinaisons variées, donner lieu à la chorée sthénique ou asthénique, et à l'une ou à l'autre des variétés de ces espèces.

Ainsi, la chorée sthénique réelle aura lieu par une affection morale vive chez un sujet d'une constitution forte, native ou acquise. La deuxième variété de la chorée sthénique réelle pourra survenir chez un enfant également doué d'une bonne constitution, chez lequel les facultés intellectuelles auront trop été exercées, de manière à faire prédominer le système nerveux sur le système sanguin. Ce dernier système sera gêné dans son développement, et les affections vives pourront produire une déviation des forces sur le système nerveux, dont elles troubleront l'influence en la surexcitant à l'excès.

Une faiblesse originelle, jointe à une vie oisive et à un exercice immodéré des facultés intellectuelles, pourra, avec le concours d'une commotion morale, donner lieu à la chorée sthénique apparente.

Il serait facile de déterminer les autres variétés de la chorée d'après les autres combinaisons étiologiques nécessaires pour leur manifestation. La chorée chlorotique se relierait quelquefois à la chorée sthénique réelle, avec déviation des forces sur le système nerveux; d'autres fois à la chorée asthénique, par faiblesse générale de l'organisme. La chorée saburale dépendrait du développement exagéré de la disposition acrimonieuse que les fluides acquièrent à cette époque de la vie.

D'après l'énumération des causes de la chorée, on conçoit pourquoi cette maladie est plus particulière aux jeunes filles.

La manière dont nous avons considéré la danse de Saint-Guy, sous le point de vue étiologique, m'a paru pouvoir donner lieu à des distinctions pratiques préférables à celles admises par Bouteille. Cet auteur, qu'on ne saurait du reste trop louer pour sa bonne Monographie, s'est imposé la trop stricte obligation de déduire du cadre de Sydenham toutes les considérations qu'il émet, et que du reste il développe suffisamment, à l'égard de la nature et du traitement de cette maladie.

Bouteille admet trois espèces de chorée, qui sont : la chorée essentielle ou protopathique, la chorée deutéropathique, et la chorée fausse ou pseudo-chorée.

La première espèce ne serait qu'une dépendance de la puberté, un de ses symptômes, ou mieux un de ses phénomènes primitifs, l'une et l'autre étant l'effet congénère de la même cause, c'est-à-dire, ajoute-t-il, du travail sécrétoire qui a lieu dans les organes sexuels et de l'humeur prolifique qui en est le résultat. La seconde espèce compliquerait une autre maladie ou lui succéderait, en offrant tous les traits d'une vraie chorée. La troisième espèce aurait lieu quand les symptômes de la chorée s'uniraient à ceux d'autres maladies, telles que les convulsions, l'épilepsie, l'hystérie, etc.

Or, nous avons vu que les deux premières espèces admises par Bouteille devaient être rapportées aux différences de nature que la chorée présente selon les combinaisons de ses causes prédisposantes et occasionnelles. Nous pourrions même remarquer, à l'égard de la première espèce, ou chorée essentielle de Bouteille, que, d'après les recherches de M. Rufz, la maladie étant aussi commune de six à dix ans que de dix à quinze, il serait peu logique de rapporter à une cause le mal qui survient trois ou quatre ans avant l'époque où elle doit exercer son influence.

Quant à la pseudo-chorée, nous verrons qu'elle ne résulte que de l'action exagérée de certaines causes qui donnent lieu à la prédominance de quelque symptôme, ce que nous chercherons à établir après avoir tracé la description générale et exposé le diagnostic de la maladie.

CHAPITRE QUATRIÈME.

Description de la chorée.

ARTICLE 1er.

En nous représentant les symptômes choréiques recueillis dans nos observations particulières et mentionnés dans divers auteurs, nous voyons que l'assemblage ou la succession des phénomènes se rapproche tantôt de l'état convulsif, tantôt de l'état paralytique, comme disait Baumes, ou que la maladie est de nature sthénique ou asthénique.

Nous examinerons ces phénomènes au physique et au moral; nous les étudierons d'abord dans la vie de relation, nous suivrons ensuite la maladie dans son extension à la vie assimilatrice et dans ses divers modes de terminaison.

La danse de Saint-Guy se manifeste quelquefois brusquement avec un appareil suffisant de symptômes pour permettre d'en constater l'existence; mais le plus souvent on n'observe d'abord que quelques symptômes peu significatifs, qui ne paraissent pas suffisants pour réclamer l'assistance du médecin.

Ces premiers symptômes sont relatifs ou à l'état de l'intelligence, ou aux dispositions morales, ou aux mouvements.

Ainsi, quelquefois l'enfant devient moins apte pour ses études; sa mémoire lui fait défaut, ce qui lui attire des réprimandes ou lui fait infliger des punitions, à l'occasion desquelles d'autres symptômes plus caractéristiques se manifestent.

On a vu d'autres fois le moral changer de primeabord, de telle sorte que des enfants gais, sympathiques, devenaient moroses, maussades, sujets à l'emportement.

Enfin, on peut avoir l'occasion d'observer en premier lieu les anomalies du mouvement, mais si faibles, qu'il est bien rare que les parents considèrent leur enfant comme malade. Ainsi quelques enfants deviennent maladroits, laissent échapper facilement les objets qu'on leur confie, ou trébuchent fréquemment au moindre obstacle; d'autres sont affectés de bégaiement.

Les prodromes sont quelquefois un fourmillement dans les membres, une espèce de vibration des muscles, une inquiétude qui ne permet pas de conserver la même place.

La maladie se prononce enfin d'une manière plus distincte par le désordre de la locomotion, de la parole, ou même de la voix, et surtout par celui de l'intelligence et des sentiments.

Les mouvements irréguliers peuvent avoir lieu dans toutes les parties du corps, mais on les observe plus ordinairement d'un côté, à gauche surtout. Quand ils ont lieu des deux côtés, ils sont en général moins prononcés à droite. Ils peuvent avoir lieu dans une région isolée, dans un membre thoracique ou pelvien, dans les muscles cervicaux qui impriment au col et à la tête un mouvement continuel de rotation analogue à celui que présentent naturellement quelques oiseaux. Ils peuvent être bornés à la face, où ils constituent le tic (*tortura faciei*); à une région oculaire, et même à la pupille seulement, comme dans la souris (*nyctagmus*), etc. Quelquefois on observe exclusivement, soit la difficulté de prononcer certaines syllabes, soit des modifications de la voix d'où résultent les cris ou phénomènes vocaux particuliers à certains animaux. J'exposerai une observation remarquable, relative à cette dernière circonstance.

On ne qualifie pas communément de chorée la maladie ainsi restreinte, quoique alors elle soit fondamentalement identique à celle qui s'exprime sur un plus grand nombre de parties.

Dans cette dernière, la progression a lieu d'une manière désordonnée, saccadée, convulsive; les muscles sont privés de la force de situation fixe dont ils doivent être respectivement doués pour que les mouvements puissent alors avoir lieu d'une manière normale et conforme à la volonté. On comprend quelles anomalies multipliées peuvent, par suite, se présenter dans la progression : les pieds ne s'appliquent pas exactement sur le sol; lorsqu'ils s'en détachent, le talon ne décrit plus un arc de cercle dont le rayon serait représenté par le tarse et le métatarse; les membres inférieurs s'embarrassent dans leurs mouvements désordonnés.

Quelquefois l'ataxie consiste particulièrement dans le relâchement rapide des muscles, qui doivent continuer pendant un certain temps leur action; d'autres fois c'est une disposition inverse que l'on observe : de là il résulte que tantôt le malade traîne le membre comme le ferait un hémiplégique, tandis qu'en d'autres circonstances la marche est toujours sautillante.

Le membre thoracique présente surtout un conflit de mouvements volontaires et de tendances opposées : de là, l'agitation bizarre de ce membre dans l'action de porter un verre de liquide à la bouche; pendant que l'un ou l'autre membre s'emploie avec tant d'incohérence à l'accomplissement de ses fonctions, les muscles de la face ou de l'appareil de la vision agissent d'une manière étrange et grimacière.

On remarque encore mieux le défaut de coordination dans l'action de nouer les cordons d'un bonnet, ou lorsqu'on engage les enfants à coudre ou à tricoter.

Il n'est pas rare que l'irrégularité qui avait lieu dans les mouvements modérés disparaisse quand ils sont exécutés avec précipitation, particularité que l'on n'observe guère cependant que pour les membres inférieurs. Ainsi, des malades dont la progression lente est la plus ridicule peuvent marcher rapidement avec assurance.

On ne peut, d'après les faits de danse de Saint-Guy observés dans les hôpitaux ou dans la pratique particulière, se rendre raison du traitement employé et des cures obtenues pour les malades qui se rendaient en Souabe lors de la fête de Saint-Wit. Mais il en sera autrement si, se représentant la régularité qu'acquièrent les mouvements quand leur succession est rapide, on a égard à l'influence du moral sur le physique par les préoccupations religieuses, et si en même temps on tient compte de l'action excitante et régulatrice de la musique. L'enthousiasme religieux pouvait accroître l'énergie nerveuse qu'entretenait, en la coordonnant, une musique appropriée à la circonstance.

Quelques individus, sans présenter précisément les symptômes choréiques, ne peuvent agir régulièrement qu'avec précipitation, soit dans la locomotion, soit dans l'exercice de la parole. Sauvages a fait de cette disposition une espèce qu'il désigne sous le nom de danse de Saint-Guy précipitée. La force de situation fixe des muscles est alors lésée, sinon d'une manière identique, au moins analogue à celle que nous avons signalée pour la danse de Saint-Guy vulgaire.

Suivant Barthez, « pour exécuter avec précision les « mouvements d'un pas mesuré, il faut que les mus- « cles des extrémités inférieures soient susceptibles de « degrés très variés de force et de constance dans leurs « contractions, de manière qu'à chaque instant donné « les os des extrémités inférieures, qui ne portent les « uns sur les autres que par des surfaces peu étendues, « soient soutenus fixement à ce degré de flexion que

« demande la progression ordonnée par la volonté. » (Notes, t. I, p. 140.)

Les phénomènes choréiques ne se manifestent pas seulement pendant l'exercice de la volonté, ils ont encore lieu souvent quand le corps est en repos. Alors les membres inférieurs se meuvent irrégulièrement, et les membres thoraciques ne peuvent rester dans une situation fixe sur les côtés du thorax; quelquefois on observe une carphologie presque continuelle. Le calme a généralement lieu pendant la nuit; cette intermittence n'est sujette qu'à de rares exceptions.

L'incohérence des mouvements se lie à un dérangement notable des facultés intellectuelles, résultat de spasmes variés du cerveau qui correspondent à ceux du système musculaire, et qui, comme ceux de ce dernier, tiennent à la lésion de la force de situation fixe. Les simples perceptions peuvent donner lieu à la manifestation des symptômes : l'attention est entravée, et l'on a vu, à la suite des efforts pour surmonter les obstacles qu'elle éprouve, survenir des vertiges, des frissons universels, un engourdissement dans le côté affecté, une céphalalgie latérale gravative prolongée.

Les divers actes dont le concours est requis pour la mémoire ou pour le raisonnement, ne peuvent se combiner et persévérer d'une manière assez stable; de même, la puissance de l'imagination est nulle, tandis qu'elle est quelquefois si grande dans la folie.

La conscience persiste dans la danse de Saint-Guy, où quelquefois la force d'intuition (alliance de la perception de la raison et de la conscience) augmente en proportion de la diminution des autres facultés intellectuelles, et, comme le dit Baumes, les malades acquièrent une grande finesse dans les perceptions. (*Traité des convulsions; danse de Saint-Guy*, observation 3e.)

L'embarras de la parole a lieu à différents degrés, et peut aller jusqu'au mutisme : on avait toutes les peines du monde à entendre le peu de mots qu'un enfant voulait proférer au milieu des contorsions les plus bizarres de la tête.

L'entendement peut conserver son intégrité pour des opérations simples, mais il fait toujours défaut pour celles qui sont un peu compliquées et soutenues.

S'il est vrai que la volonté nécessite une idée préalable, et qu'elle doive en quelque sorte être débordée par la connaissance, on conçoit comment la difficulté de constituer les faits de conscience, ou de tirer parti de ceux qui appartiennent à la mémoire, a nécessairement pour résultat l'incohérence des organes destinés à la locomotion et à la parole.

Les entraves de la connaissance donnent lieu à la vivacité des sentiments. L'irritabilité morale est une suite de l'impossibilité pour la réflexion, pour cette suspension de l'esprit nécessaire pour apprécier les impressions et former les jugements.

L'ataxie des mouvements peut se propager à l'épigastre, dans le thorax et à d'autres régions viscérales. Les auteurs ont signalé des cardialgies, des palpitations, des spasmes au col de la vessie, etc. Le professeur Andral cite le fait d'une jeune femme chez qui les accès d'irrégularité sphygmique au cœur et aux artères étaient remplacés par des anomalies de sensibilité ou des spasmes dans d'autres régions, par des symptômes de chorée; et, selon ce grand observateur, la maladie de cette femme, quand elle se manifestait par la lésion des mouvements du cœur, aurait pu être considérée comme une chorée du centre circulatoire.

Cette extension aux plexus nerveux spléniques, assez rare dans les commencements de la maladie, excepté dans les variétés qui, par une influence particulière des causes, se rapprochent des névropathies; cette extension, dis-je, a dû se présenter assez fréquemment à Dehaen, pour que ce grand médecin ait cru devoir rapporter la chorée à l'affection du grand sympathique.

Cette participation des nerfs viscéraux se manifeste d'abord par des spasmes seulement; mais, plus tard, les combinaisons moléculaires languissent, la fièvre lente nerveuse survient, et quelquefois le marasme succède.

La chorée est une maladie chronique, en ce sens qu'elle n'est pas assujettie à une marche régulière, et qu'on ne peut de prime-abord en assigner la durée.

Je ne sache pas qu'on ait observé de véritables terminaisons critiques qui pourraient être rapportées à des guérisons spontanées. D'après la manière incomplète avec laquelle sont présentés les faits de ce genre mentionnés par divers auteurs, et d'après ce que j'ai eu l'occasion d'observer moi-même, je pense que les crises (éruption de pustules, de tubercules cutanés, dartres furfuracées, diarrhées, etc.) qui ont coïncidé avec la disparition de la maladie, ont été le résultat de divers moyens de traitement qui, en faisant cesser l'ataxie, ont permis la réalisation d'une idée morbide dont l'évolution difficile donnait lieu à une perturbation des centres nerveux et de leurs irradiations. Au surplus, si la terminaison peut survenir ainsi d'une manière spontanée, elle n'est qu'éventuelle et ne doit pas motiver l'expectation; car la maladie peut se transformer en épilepsie ou passer à l'état paralytique, deux lésions graves avec lesquelles elle a des affinités.

Article 2.

Diagnostic.

Quelques auteurs ont avancé que la chorée pouvait être feinte. Il doit rarement en être ainsi, puisqu'elle se présente presque exclusivement à un âge où l'on n'observe guère cette espèce de dissimulation.

Pour admettre l'existence de la maladie, il est nécessaire que les symptômes aient persévéré pendant quelque temps. En effet, une perturbation intellectuelle ou locomotive survient assez fréquemment après une affection morale vive, pour disparaître bientôt après sans avoir constitué la chorée. Aussi, je me suis ordinairement imposé la règle de n'entreprendre d'une manière sérieuse le traitement qu'après le troisième jour, à moins qu'il ne se présente une indication importante pour agir autrement. Ce délai laisse d'ailleurs apprécier plus convenablement le caractère de la maladie, et permet de tenir compte de l'émotion que produit le premier examen. Le diagnostic est quelquefois assez difficile au commencement, quand les premiers symptômes consistent exclusivement dans le dérangement de l'intelligence ou dans la gêne de la prononciation. Mais un praticien exercé ne tarde pas à reconnaître la maladie et sa nuance. Dernièrement une veloutière fut admise dans mon service médical, se plaignant de ne pouvoir travailler; elle coupait, disait-elle, son velours en voulant régulariser la soie avec des ciseaux : cette fille présentait une carphologie presque continuelle lors de la visite. Une frayeur, causée par un accès de fureur d'une aliénée placée dans un lit voisin, donna lieu à d'autres symptômes très caractéristiques de la chorée. Cette malade a été traitée et guérie par la strychnine.

On distingue la chorée du tremblement, qui, comme le remarque J. Frank, s'exécute avec une sorte d'égalité tantôt en haut, tantôt en bas, tantôt sur l'un et sur l'autre côté.

Que son invasion ait été progressive ou lente, elle ne pourra être confondue avec les groupes de symptômes qui dépendent d'une lésion du tissu cérébral. En effet, comme l'observe Barthez, les lésions nerveuses même très graves qui s'établissent peu à peu ne font pas cesser les fonctions des organes. (*Sc. de l'h.*, t. II, p. 134). D'une autre part, les lésions qui ont lieu brusquement produisent des états convulsifs ou paralytiques, qui ordinairement permettent de prononcer sur l'existence de la lésion centrale.

Peut-on admettre que la nature de la chorée est quelquefois cachée, en ce sens que la maladie s'exprimerait seulement par les spasmes des plexus nerveux viscéraux, ou par l'état névropathique, ou même par des névralgies? Je ne donnerai pas des développements à cet aperçu, qui pourrait être pris en considération si l'on avait ici égard à ce principe si souvent invoqué : *Naturam morborum ostendit curatio.* En effet, les moyens que nous mentionnerons comme particulièrement efficaces contre la chorée, sont aussi employés avec succès lors des états morbides que je viens de mentionner.

Le diagnostic des causes n'est pas moins important

que celui de la maladie elle-même. Toutefois, je ne ferai que mentionner cette partie du diagnostic, qui peut être aisément déduite des considérations étiologiques que j'ai présentées et des notions de pathologie générale.

J'aurais pu aussi parler de la distinction de la chorée extatique vraie d'avec celle qui est simulée, distinction qui est facile, d'après l'expression générale et surtout celle de la face, d'après aussi la considération des circonstances antérieures et des habitudes morales du sujet.

Quant au tarentisme que l'on a rapporté à la danse de Saint-Guy, on sait que les joueurs de guitare reconnaissent celui qui est réel au malaise étrange que fait éprouver la moindre dissonnance, aussi bien appréciée par un malade ignorant que par l'oreille la plus exercée. (Sauvages, t. II, p. 696-697.)

Article 3.

Influence des causes sur l'exagération de certains phénomènes et sur les complications.

Suivant l'association particulière des causes prédisposantes et occasionnelles que nous avons signalées, on peut observer une prédominance des phénomènes convulsifs, de telle sorte que la chorée peut se compliquer avec l'éclampsie ou même avec la catalepsie, ainsi que j'en citerai des exemples.

Sous l'influence d'autres combinaisons, l'état de l'intelligence et des sentiments peut se rapprocher de celui qui caractérise la mélancolie ou la démence, mais jamais de la manière d'être propre à la folie. Dans cette dernière, en effet, la sensibilité organique et la sensibilité morale s'abaissent ou s'éteignent, la conscience ne sert plus de pivot à l'imagination qui, sans aucune règle, se livre aux opérations les plus bizarres, tandis que, lors de la chorée, c'est l'inverse que l'on observe; si la manie intervient, elle est intercalaire comme dans l'observation que Bouteille rapporte d'après Py de Narbonne. (*Monogr.*, p. 315.)

Enfin, selon le concours des circonstances qui modifient le molimen menstruel, on voit survenir diverses formes de l'hystérie. L'énumération des symptômes qui peuvent alors surgir ne se rapporterait qu'indirectement à la question que je dois traiter; aussi je ne m'y arrêterai pas. On peut ici faire une application facile des considérations étiologiques que j'ai présentées sur les différences principales et les variétés secondaires de nature de la chorée.

On conçoit que la fièvre lente nerveuse pourra facilement se joindre ou succéder à la chorée, si celle-ci est survenue sous l'influence de passions tristes, la jalousie, par exemple, chez un sujet doué d'une grande susceptibilité morale ou physique, native ou acquise; la consomption nerveuse aurait plutôt lieu, si la même cause occasionnelle avait atteint un enfant empreint d'une faiblesse radicale originelle.

Quand les circonstances hygiéniques défavorables agissent pendant le travail de l'accroissement, et dirigent particulièrement leur influence sur le système fibreux, la danse de Saint-Guy paraît se rattacher au rhumatisme. On trouve des exemples de ce genre dans Stoll (2me observation), dans la *Monographie* de Bouteille (p. 286), dans la *Nosologie* de Sauvages (danse de Saint-Guy précipitée), dans Chrestien (*Médecine intraleptique*, p. 45-46). Le fait rapporté par Chrestien est relatif à un rhumatisme lié à la danse de Saint-Guy, et survenu pendant la dentition : les deux ordres de symptômes parurent de nouveau à l'âge de la puberté.

Dans un mémoire relatif aux maladies du cerveau et de la moelle épinière, qui dépendent des maladies aiguës du cœur et du péricarde, le docteur Burows, de Londres (*Gazette médicale*, décembre 1843), s'efforce de rapporter à la péricardite la chorée qui est quelquefois consécutive au rhumatisme. Les faits qu'il expose, d'après Brigt et autres, établissent bien que l'apparition des symptômes cérébraux peuvent masquer une lésion du cœur et la laisser inaperçue; mais, après la lecture de ce mémoire, il m'a paru : 1° que la lésion du cœur, constatée alors à l'autopsie, pouvait être attribuée à l'affection cérébrale, aussi bien que la maladie cérébrale à celle du cœur, quand on a trouvé une injection des méninges; 2° quelquefois le sujet a succombé quelque temps après la disparition des symptômes cérébraux avec une péricardite : alors on peut admettre que celle-ci a succédé; 3° quand, à l'occasion d'un rhumatisme aigu, des symptômes cérébraux se sont déclarés, et que dans le cours de l'affection cérébrale on a constaté la péricardite, on peut raisonnablement admettre que celle-ci s'est déclarée à la suite de la première.

Article 4.

Pronostic.

Le pronostic varie selon l'espèce et la variété de la maladie, et en conséquence selon les causes qui ont contribué à sa production. On doit aussi modifier son opinion d'après le degré d'ancienneté de la maladie, quoique cependant des danses de Saint-Guy invétérées aient quelquefois assez promptement cédé au traitement spécifique.

La chorée ne peut être comparée, pour le danger, avec l'ataxie analogue que l'on a quelquefois l'occasion d'observer dans le cours des maladies aiguës, et dont la léthalité a été si souvent signalée dans plusieurs des ouvrages d'Hippocrate, particulièrement dans les *Aphorismes* (sect. 4 et 7) et dans les *Pronostics* (sect. 1).

La danse de Saint-Guy peut, selon des auteurs graves (Pierre Frank, Georget), se transformer en hystérie ou en épilepsie, et, comme cette dernière, disparaître naturellement lors de la puberté. Au-delà de cette époque, elle est peu susceptible d'être modifiée par les changements qu'amène la succession des années. Elle pourra prendre alors le caractère rebelle qui distingue, suivant le père de la médecine, les maladies qui se montrent à un âge qui n'est pas en rapport avec elles.

Les récidives peuvent avoir lieu surtout l'année suivante, dans la même saison, comme l'a remarqué Sydenham.

Les sujets qui ont été atteints de la chorée sont susceptibles de présenter dans la suite diverses anomalies nerveuses, qui se rapportent à celle éprouvée dans l'enfance.

Ainsi, un homme qui avait été choréique et somnambule avant la puberté, était, dans l'âge adulte, hypocondriaque, sujet de temps en temps à un tic facial et à des spasmes du col de la vessie qui en avaient imposé à plusieurs praticiens pour un rétrécissement de l'urètre.

Une femme fut atteinte d'une espèce de fièvre lente nerveuse un mois après un quatrième accouchement, et à la suite d'un refroidissement qui avait supprimé les lochies. Une névropathie succéda, avec prédominance alternative de la céphalalgie, de l'épigastralgie, ou des palpitations. Cette femme avait eu, à l'âge de treize ans, époque de la première apparition menstruelle, une danse de Saint-Guy dont la durée avait été de quatre mois, et dont le traitement avait consisté dans l'administration des pilules d'assa-fœtida et des bains tièdes.

Article 5.

Anatomie pathologique.

Je n'ai pas eu l'occasion de faire des recherches sur l'état des centres nerveux chez des sujets qui auraient succombé à la chorée; mais, *à priori*, d'après ce que j'ai dit à l'occasion du diagnostic, et, d'une autre part, d'après les résultats obtenus par ceux qui se sont livrés à cette investigation, je pense qu'on ne peut admettre qu'une lésion vitale sans altération de texture.

Je crois inutile de parler des tumeurs lardacées ou des inflammations observées dans les tubercules quadrijumeaux, du ramollissement de l'hypertrophie ou de l'inflammation de la moelle épinière, circonstances observées par MM. Serres, Guersent, Monod (*Arch.*), et par Prichard. (Rech. de Prichard dans le *Journ. compl. de méd.*, t. XXII, p. 283). Qu'il me suffise de dire que toutes les parties de l'encéphale ont été vues dans leur intégrité par Dugès, Ollivier d'Angers, Rostan, Grisolles, Rufz et Blache. L'anatomie pathologique comparée vient confirmer ces premiers résultats : ainsi, M. Delafond ayant ouvert, à l'école d'Alfort, un grand nombre d'animaux, et surtout des chiens sacrifiés à différentes époques de chorées confirmées, n'a trouvé aucune lésion appréciable dans les centres nerveux, dans leurs enveloppes, ni dans les nerfs, leurs divisions et dans aucun autre organe, parties qu'il a toutes examinées avec le plus grand soin.

SECONDE PARTIE.

DU TRAITEMENT DE LA DANSE DE SAINT-GUY.

Quoiqu'il existe un état moyen autour duquel oscillent, dans l'apparente indépendance des forces, les phénomènes de la chorée, l'enchaînement de ses symptômes n'est pas assujetti aux lois qui président au cours des maladies aiguës, et peut aboutir à des résultats bien fâcheux ou funestes. L'heureuse influence de la puberté peut d'ailleurs être entravée par l'établissement de centres partiels morbides, que prépare et favorise le dérangement de l'harmonie organique.

Dès-lors le traitement de la chorée ne doit pas, en général, avoir lieu selon les méthodes naturelles qui sont bien indiquées seulement dans les maladies où la nature tend manifestement à affecter une marche réglée et salutaire.

On doit rapporter à l'une des indications que comprend la méthode analytique, plutôt qu'à la méthode naturelle, les moyens tempérants auxquels Baumes a utilement eu recours pour les choréiques dont il nous a transmis les observations, et chez lesquels il y avait un état prédominant de tension :

« On ne pourrait invoquer avec confiance les mé-
« thodes empiriques imitatives qui tendent à détermi-

« ner la nature du malade à des mouvements de fièvre « ou autres, conformes à ceux par lesquels la nature « humaine guérit souvent des maladies semblables. » (Barthez, *Mal. gén.*, t. I, XVII.) En effet, les fièvres éruptives elles-mêmes n'ont quelquefois fait qu'interrompre les phénomènes choréiques qui ont reparu après la résolution de l'exanthème. (Bouteille, *Obs.*, p. 281.)

Jusqu'à ces derniers temps, on n'avait eu recours avec quelque avantage qu'aux méthodes vaguement perturbatrices ou substitutives, et aux méthodes analytiques par lesquelles on attaque les éléments de la maladie avec des moyens proportionnés à leurs rapports de force et d'influence, et dans l'ordre des temps, qu'il est nécessaire ou plus avantageux d'observer pour assurer le succès de l'exécution. (Barthez, *ibid.*, XII-XIII.)

Plusieurs des moyens qui se rapportent à cette dernière méthode, et par lesquels on a modifié heureusement les forces sensitives et motrices, ont été désignés sous le nom de spécifiques. Ils méritent en effet cette dénomination, si on la restreint suffisamment et si on l'emploie seulement pour désigner une propriété relative aux circonstances secondaires de la maladie, mais non à la lésion essentielle qui la constitue.

Envisagés ainsi, les médicaments que l'on a dits spécifiques de la chorée partagent cette prérogative avec les moyens qui modifient indirectement la maladie, en s'adressant aux organes des sécrétions, et en opérant soit d'une manière déplétive ou révulsive, soit en ramenant par voie d'association l'exercice de plusieurs fonctions interceptées.

On a souvent réussi à l'aide de ces diverses ressources thérapeutiques, quand leur choix a été déterminé par une sage appréciation étiologique, et par la considération de la manière d'être des forces vitales.

En se plaçant à ce point de vue, on se rend raison du succès par des moyens différents, et de l'éloge ou du blâme qui leur ont été prodigués tour à tour.

CHAPITRE PREMIER.

Du traitement spécifique proprement dit.

Article 1er.

De l'emploi de la strychnine.

On était réduit à ces méthodes indirectes dont les résultats sont lents, incertains et d'une exécution difficile pour les malades, lorsque, il y a quelques années, l'attention se dirigea sur un médicament qui paraît devoir satisfaire aux exigences de la méthode spécifique proprement dite, en s'adressant à la lésion fondamentale, à la source des symptômes qui disparaissent bientôt avec le principe qui les produit immédiatement. Ce médicament est la strychnine, avec laquelle je fis, en 1838, une expérience heureuse dont je communiquai les résultats à la *Gazette médicale de Paris* (30 octobre 1841).

Voici le fait, tel qu'il a été exposé dans ce journal et dans une séance du congrès scientifique tenu à Lyon un mois auparavant :

Bailly (Benoît), âgé de 13 ans, né et domicilié à Porcieux (Ain), alité au n° 96 de la salle St-Charles, nous a présenté les symptômes d'une chorée très intense, dont l'invasion avait eu lieu six semaines auparavant. La frayeur d'être frappé par le maître d'école du village a été considérée par le père de l'enfant comme cause de la maladie, qui est survenue brusquement et sans gradation dans les phénomènes. Les membres étaient agités de mouvements irréguliers qui rendaient la marche presque impossible ; l'enfant ne parvenait à porter les aliments à sa bouche qu'après avoir effectué une série de contorsions bizarres. Il y avait bégaiement et grimaces des lèvres; la parole, toujours difficile, était souvent interdite. Le sommeil procurait une immobilité complète, donnant ainsi à la maladie l'intermittence qui est un de ses caractères.

Depuis le 10 janvier (1) 1838, jour de l'entrée du malade à l'Hôtel-Dieu, jusqu'au 20 du même mois, M. le docteur Rougier administra chaque jour deux pilules de mérat ainsi qu'une infusion de valériane et de feuilles d'oranger. Malgré ces moyens thérapeutiques, l'état du malade était resté le même.

Le 24 janvier 1838 (2), la direction du service médical de la salle St-Charles m'ayant été confiée, j'ordonnai une potion avec sulfate de quinine 0,10, musc 0,5, sirop de valériane 30 grammes, lavement avec assa-fœtida 4 grammes, emplâtre anti-hystérique sur l'abdomen.

Le 25 janvier, même traitement.

Le 26, aucune amélioration.

C'est alors que j'ai eu recours à des pilules préparées chacune avec un douzième de grain de strychnine et un grain de conserve de cynorrhodons.

(1) Janvier au lieu de juillet, errata de la Gazette médicale.

(2) Au lieu de 1839, errata de la Gazette médicale.

Les 26, 27 et 28 janvier, le malade a pris chaque jour deux de ces pilules, une le matin et une le soir.

La strychnine ne produisit pas des effets appréciables les deux premiers jours qui suivirent son emploi.

Le jour suivant il y eut une exacerbation graduelle des symptômes de la maladie, et développement d'une dartre furfuracée sur presque tout le corps.

Dans la nuit du 28 au 29, l'enfant eut des crises musculaires si violentes, qu'il se précipita deux fois de son lit sur le carreau.

La sœur veilleuse nous dit, le matin, qu'elle avait cru plusieurs fois que le malade allait expirer.

Quand nous le vîmes à la visite du matin, les convulsions existaient encore, mais étaient moins fortes. Je supprimai la strychnine, et je conseillai une potion calmante simple (sirop diacode 8,0).

Le 30 janvier, non-seulement les convulsions de la veille n'existaient plus, mais les mouvements de la chorée avaient singulièrement diminué; ils s'affaiblirent graduellement jusqu'au 4 février, où nous trouvâmes qu'ils avaient tout-à-fait cessé d'exister.

Le malade fut gardé jusqu'au 5 mars, afin de constater la solidité de la guérison, et pour combattre une arthrite aiguë qui survint, sans cause connue, à l'articulation radio-carpienne (1).

(1) Cette observation était suivie des réflexions suivantes:

L'efficacité de la strychnine ne me paraît pas douteuse dans l'observation précédente. Ce moyen convient-il toujours? Je pense 1° qu'on devrait fonder peu d'espoir sur le succès, si la maladie était ancienne; 2° que l'on devrait faire disparaître les complications s'il y avait coïncidence chlorotique, vermineuse ou inflamma-

Je ne sache pas que, jusqu'à l'époque de la publication de ce fait, les comptes-rendus des académies et les

toire ; 3° enfin que l'on devrait s'abstenir de la strychnine, s'il existait en même temps une névropathie trisplanchnique.

On a remarqué le rapport qui a été signalé entre le changement obtenu dans l'état du malade et l'apparition d'une dartre furfuracée générale. Cette circonstance serait-elle favorable à l'opinion de Sydenham qui admettait un principe âcre, irritant les centres nerveux, comme cause organique de la chorée? Cette opinion de Sydenham, traduite en langage physiologique moderne, pourrait s'appuyer sur plusieurs observations du docteur Prichard, relatives aux altérations du système nerveux dans la chorée. La circonstance nécroscopique, signalée dans ces observations, était une sérosité proportionnellement plus abondante qu'à l'état normal dans l'arachnoïde rachidienne, une injection sanguine au-dessous, et quelquefois une couche albumineuse entre les deux lames de cette membrane. (*Journal complém. du Dict. des sc. méd.*, t. XXII, p. 283.)

Les moyens administrés avant la strychnine à notre malade ont-ils contribué à la guérison que nous avons obtenue? On pourrait invoquer une observation du docteur Priou (*Journal général*, juin 1824) relative à une fille de sept ans, qui fut guérie en quinze jours par les pilules de Mérat, données à la dose de deux par jour. Cette enfant avait pris d'abord inutilement divers antispasmodiques et toniques. Or, le jeune Bailly, dont nous avons communiqué l'observation, avait été soumis pendant dix jours consécutifs à l'usage de ces mêmes pilules avant l'emploi de la strychnine. Cependant je pense qu'on ne peut refuser l'honneur du succès à ce dernier moyen, d'après le rétablissement rapide qui a suivi son administration, et en raison de l'état stationnaire pendant l'emploi des autres médicaments.

Aurait-on pu réussir par un autre traitement? Parmi les moyens dont l'usage alternatif a été proposé par Sydenham, les purgatifs, les calmants et la saignée ont été employés isolément quelquefois par les praticiens.

On trouve dans les *Annales physiologiques* (janvier 1815) un exemple de l'usage exagéré des émissions sanguines dans le trai-

ouvrages didactiques de pathologie aient fait mention de la strychnine pour le traitement de la danse de Saint-Guy. Plus tard, j'eus connaissance de deux simples mentions relatives à la noix vomique dont on extrait la strychnine, mais dont le mode d'administration est moins facile que celui de cette dernière. Ces mentions, antérieures à ma première observation, sont les suivantes :

« 1° M. Casenave, de Pau, a fait usage avec succès « de ce médicament (noix vomique), dans un cas de « danse de Saint-Guy qui avait résisté à tous les moyens « usités. » (*Formulaire pour la préparation et l'emploi de plusieurs médicaments*, par M. Magendie, page 10; 1827.)

2° Dans le *Traité de thérapeutique* publié en 1836 par MM. Trousseau et Pidoux, il est dit que « la noix « vomique a été employée une fois avec quelque succès « dans la chorée par M. le professeur Trousseau. »

En juin 1843, ce savant professeur publia, dans un premier mémoire, plusieurs observations relatives à des chorées traitées avec succès par la strychnine. Le

tement de la chorée. D'après la complication d'une gastrite peu intense, sans doute, puisque l'auteur de l'observation indique cette complication sans la décrire, trois cent quatre-vingts sangsues furent appliquées, en trois semaines, tant à l'épigastre qu'à l'occiput et le long des rachis sur un enfant de quatorze ans, d'un tempérament nerveux, et chez lequel la maladie était survenue à la suite d'un travail disproportionné aux forces. La guérison eut lieu en quatre semaines.

Ainsi, parmi les traitements énergiques qui réussissent, celui par la strychnine ne demande pas le plus de temps et ne donne pas le plus à craindre pour la santé ultérieure du sujet..... (*Gaz méd.*, octobre 1841.)

mois suivant, M. le docteur Rougier consigna dans le *Journal de Médecine de Lyon* onze observations de réussite, fournies par sa pratique particulière ou transmises par nos honorables collègues, MM. les docteurs Candy et Roy. (*Journal de Méd. de Lyon*, tome V; juillet 1843.) (1)

Enfin, dans la séance du 3 novembre 1846 de l'Académie royale de médecine de Paris, M. le professeur Trousseau a lu un second mémoire sur l'emploi des préparations de noix vomique dans le traitement de la danse de Saint-Guy. Je vais transcrire le compte-rendu de cette partie de la séance, tel qu'on le trouve dans la *Gazette médicale* (7 novembre 1846, n. 45) :

M. le professeur Trousseau établit d'abord que « MM. Lejeune, Casenave, Niemann, avaient cité quel« ques faits isolés; mais que c'est à lui et à MM. Fou« lhioux et Rougier (de Lyon) que l'on doit d'avoir net« tement formulé ce traitement. Les expériences pu« bliques se faisaient en même temps à Lyon et à Paris, « dans le service de l'hôpital Necker.

« M. Trousseau a été conduit à employer ce traite« ment par deux motifs : le premier, parce que dans « la danse de Saint-Guy il y a toujours paralysie incom« plète de l'un des côtés du corps; le second, parce « que les préparations de noix vomique provoquent « des contractions toniques tétaniformes. Dès-lors, il « y avait lieu d'espérer que l'on substituerait la modifi« cation nerveuse déterminée par la strychnine à celle « qui accompagne la chorée.

(1) M. le docteur Brachet m'a dit avoir guéri plusieurs danses de Saint-Guy par le même traitement.

« Il a traité treize malades, dix avec un plein succès.
« L'amélioration s'est manisfestée ordinairement après
« huit ou dix jours de traitement; la guérison a été
« complète le plus souvent au bout d'un mois. M. Trous-
« seau rapporte deux observations : l'une a trait à un
« enfant de douze ans, adonné à la masturbation et chez
« qui la danse de Saint-Guy était portée tellement loin,
« qu'il avait fallu laisser le malade nu dans un cabinet
« dont le plancher et les côtés avaient été garnis de
« matelas. Il fut guéri dans l'espace de cinq semaines.

« L'auteur insiste avec grand soin sur la préparation
« du remède et sur son mode d'administration. Il a
« renoncé à l'extrait de noix vomique, qui est souvent
« mal préparé, et qui d'ailleurs s'altère facilement
« lorsqu'il est conservé en masse pilulaire.

« Il exclut également la strychnine, qui, n'étant so-
« luble que dans 6,600 fois son poids d'eau froide, peut
« être regardée comme à peu près insoluble, et expose
« par conséquent à des mécomptes et à des dangers. Il
« adopte exclusivement le sulfate de strychnine qu'il
« dissout dans du sirop simple, dans la proportion de
« cinq centigrammes pour cent grammes de sirop. Il
« donne d'abord dix grammes de sirop, soit cinq milli-
« grammes ou un dixième de grain de sel de strych-
« nine divisés en quatre ou six doses, dans le courant
« des vingt-quatre heures. Tous les jours il augmente
« de cinq grammes, jusqu'au moment où il se mani-
« feste des démangeaisons à la tête et de légères rai-
« deurs musculaires. Il faut toujours aller jusqu'à cette
« raideur. On augmente ou l'on diminue les doses du
« sirop, en raison de l'effet produit. Quand la chorée
« est à peu près guérie, on reste aux mêmes doses
« pendant quelques jours; on diminue ensuite, et l'on

« cesse enfin quand il ne reste plus que ces légeres « grimaces que les choréiques conservent si souvent.

« M. Trousseau regarde le sirop de sulfate de stry-« chnine comme la médication principale; toutefois, il « satisfait aux indications : la saignée, s'il y a aménorrhée « avec pléthore; les martiaux, si la chlorose est unie à « la danse de Saint-Guy, comme cela arrive si souvent; « les antispasmodiques, si l'hystérie vient compliquer la « chorée. »

Pour le spécifique relatif à la lésion essentielle, comme pour les spécifiques qui servent à remplir les indications comprises dans la méthode analytique, il est nécessaire d'avoir égard à l'état de tension, dont l'idée diversement formulée fait la base de la plupart des systèmes, et qui, considérée dans son origine sous le point de vue de l'exagération ou du manque des forces, du défaut de leur emploi ou de leur distribution régulière, peut fournir les bases d'une bonne doctrine.

Cette doctrine ne sera pas plus que les systèmes susceptible de conduire à la connaissance des médicaments, mais elle servira à en régler l'emploi. Envisagée ainsi, la théorie ne mérite pas cet anathème lancé contre elle par le célèbre Baglivi : *Errant qui putant se morbos feliciter curaturos qui theoriam adamussìm colent.* (Praxis, liber I.)

Les observations connues de guérison de la chorée par la strychnine me paraissent assez nombreuses maintenant pour justifier l'importance que nous avons accordée à ce médicament.

Parmi ces observations j'en signalerai dix qui appartiennent à M. le professeur Trousseau, onze consignées dans le Mémoire de M. Rougier (1), et parmi lesquelles

(1) *Journal de Médecine de Lyon*, 1843, t. V.

est rappelée mon observation insérée en 1841 dans la *Gazette médicale.*

Si l'on a égard en outre à deux faits transmis au Congrès scientifique de Lyon, en 1841, par un médecin piémontais, à ceux que j'inscrirai à la fin de ce Mémoire, et enfin à ceux relatifs aux succès obtenus par la noix vomique, on pourra enregistrer plus de trente guérisons dues au médicament dont j'ai cru devoir parler en premier lieu (1).

De ce que ce médicament produit des mouvements brusques, involontaires, qui peuvent, en forçant l'analogie, jusqu'à un certain point être comparés à ceux qui caractérisent la danse de Saint-Guy, faut-il en conclure que nous avons fait de l'homéopathie sans le savoir (2)?

M. Rougier répond victorieusement à cette question par le passage suivant de son Mémoire, dans l'appendice relatif à l'emploi de la strychnine contre la danse de Saint-Guy: « Non le fait, sinon le principe *similia « similibus curantur*, appliqué à quelques cas, appar-« tient à la science depuis le berceau de la médecine; il « n'y a d'inadmissible que la prétention de vouloir le géné-« raliser à l'excès (je ne parle pas de l'application infini-« tésimale): et d'ailleurs ce médicament, qui guérit une « surexcitation pathologique par une stimulation spé-« ciale qui, venant se surajouter à la maladie, la neu-

(1) Je pourrais mentionner plusieurs autres faits de guérison non publiés, et qui seraient fournis par la pratique de mes collègues, notamment par celle de M. le docteur Candy.

(2) Si les maladies se dissipent quelquefois par leurs contraires, elles disparaissent d'autres fois par les semblables. (Hippocrate, *Des lieux dans l'homme*, trad. de Gardeil, t. I, p. 277.)

« tralise et remet tout dans l'ordre normal, ce même « médicament employé dans des cas diamétralement « opposés, dans certaines paralysies, par exemple, pro- « duit aussi une vive excitation du système nerveux, « qui réveille et qui rétablit sa sensibilité presque « éteinte : faut-il alors appuyer son action sur le prin- « cipe *contraria contrariis ?* »

J'ai eu recours à la strychnine pure dans le traitement de la danse de Saint-Guy. Si cet alcali est très peu soluble dans l'eau distillée, il m'a paru qu'il en était autrement quand il est en rapport avec les fluides gastriques. Toutefois le sulfate de strychnine, adopté et conseillé par M. le professeur Trousseau, peut être employé avec plus de facilité et de précision.

J'ai administré la strychnine sous forme pilulaire unie à la conserve de roses, et ordinairement à la dose de cinq milligrammes, le matin seulement, ou le matin et le soir, d'après le degré apparent de susceptibilité du sujet. La même dose était continuée pendant quelques jours ; d'autres fois elle était progressivement augmentée ou diminuée, ou même le médicament était interrompu selon les effets qui résultaient de son emploi. Des détails plus circonstanciés à cet égard seront consignés dans les observations par lesquelles je terminerai.

Article 2.

De l'emploi de la strychnine comparé à celui de l'électricité.

Avant de parler des contre-indications à l'emploi de la strychnine, je crois devoir faire mention d'un moyen perturbateur qui, sous certains rapports, agit comme elle, mais qui ne pourrait la remplacer dans toutes les circonstances où elle est susceptible d'être administrée.

Je veux parler de l'électricité, que je distinguerai soigneusement du galvanisme. Suivant Bouteille, le peu de facilité qu'on a d'adoucir les commotions qu'excite le galvanisme ne permet pas de l'utiliser dans une maladie où l'âge tendre, le sexe délicat et les symptômes s'opposent à l'action trop promptement excitante des moyens à employer.

Dehaen a obtenu plusieurs succès par l'administration de l'électricité : les guérisons ont eu lieu en un mois ou six semaines. La manière dont Dehaen procédait consistait à tirer des étincelles des sujets qu'il y soumettait, ou à leur faire ressentir des commotions graduées. Chaque expérience durait une demi-heure, et il les répétait avec persévérance pendant plusieurs mois lorsque le cas le réclamait.

L'électricité a réussi à Undervood (j'emprunte ces détails à Bouteille, qui les a puisés ailleurs que dans le *Traité des maladies des enfants*, seul ouvrage d'Undervood qui ait été à ma disposition), qui par ce moyen a obtenu des guérisons au bout de dix-huit jours. Il observa que chaque secousse produite ou par de faibles étincelles ou par de légères commotions suffisait pour affaiblir, et finissait, par sa répétition, par détruire les mouvements involontaires de la partie sur laquelle on l'avait dirigée, et que ce qui finit par redonner la liberté entière dans l'usage des extrémités inférieures fut l'effet de deux secousses dirigées sur les nerfs de la moelle épinière.

Je pense que si l'on avait recours à l'électrisation, on ferait bien 1° de l'employer à travers la flanelle, procédé que préférait Mauduit et que Barthez recommande contre le rhumatisme, quand l'électricité lui convient (*Traité des maladies goutteuses*, tome II, page 41); 2° de s'abstenir des commotions violentes, dont Barthez a fait connaître le danger lors de la goutte (même Traité, page 177); 3° de la pratiquer à l'aide de tubes munis de valériane, mais tenus par celui qui électrise et qui est pourvu d'une électricité différente de celle du sujet électrisé, ainsi que je l'ai vu faire avec succès pour une danse de Saint-Guy déjà ancienne, et qui fut guérie en douze jours de cette manière. Le malade avait eu antérieurement une gale, dont le traitement avait été peu méthodique; la guérison coïncida avec une éruption impétigineuse sur les diverses régions de la surface du corps. L'électrisation était pratiquée par M. B...., étranger à la médecine, mais auquel, vu son habitude d'employer ce moyen, divers praticiens adressent des malades auxquels l'électricité leur paraît convenir.

Déjà, en 1748, Pivati à Bologne, et plus tard Bianchi à Turin, faisaient usage de tubes munis de substances médicamenteuses: on avait renoncé à ce procédé, qui ne paraissait pas avoir une grande influence sur les malades; mais ce défaut d'efficacité me semble devoir être attribué à ce que Pivati et Bianchi plaçaient les tubes dans les mains des malades. Le résultat est différent quand celui qui pratique l'électrisation tient lui-même ces tubes, et les fait traverser ainsi par une électricité différente de celle du sujet que l'on veut modifier.

Je dois remarquer que quelques sujets sont si sensibles à l'électricité que l'on ne pourrait les y soumettre, surtout avec des séances de demi-heure, comme cela avait lieu pour les malades traités par Dehaen.

D'ailleurs ce moyen ne peut toujours être à la disposition des praticiens qui ont l'occasion de traiter des choréiques ; cependant j'ai dû en parler, parce qu'il a réussi, et qu'il est susceptible de constituer une ressource utile dans quelques circonstances.

Les contre-indications pour l'emploi de l'électricité sont, du reste, les mêmes que pour celui de la strychnine.

CHAPITRE SECOND.

Du traitement analytique, des circonstances qui le réclament et doivent faire ajourner ou exclure la strychnine.

Je rapporterai ces circonstances, ou autrement les contre-indications de la strychnine, aux trois éléments que Sydenham se proposait d'attaquer successivement par les moyens qui constituaient sa méthode, et qui étaient les saignées alternées avec les purgatifs, puis les antispasmodiques et les toniques.

ARTICLE 1er.

De la pléthore sanguine.

Si cette pléthore existait réellement, la saignée pourrait convenir de prime-abord, et l'on devrait ajourner l'emploi de la strychnine.

Mais Sydenham paraît avoir admis trop exclusivement cet état du système sanguin. Il conseillait trois ou quatre saignées, chacune de VIII (250,0), à six jours d'intervalle.

Bouteille, qui, dans l'exposition du traitement de la chorée, n'a fait que développer les principes de Sydenham, a restreint, il est vrai, la dose de la saignée selon les conditions physiologiques. Cependant il admet l'utilité de ce moyen dans presque toutes les circonstances, d'après l'idée d'une pléthore sanguine constante qui se lierait à la révolution de la puberté. Mais les observations de ce praticien distingué ne me paraissent pas bien probantes à l'égard de ce moyen. Les émissions sanguines, que Bouteille a conseillées, ont été souvent bien minimes, ou n'ont eu quelque résultat qu'après plusieurs piqûres, de telle sorte que leur efficacité peut être attribuée plutôt à la perturbation morale qu'à la déplétion, le moyen répugnant en général beaucoup aux enfants. Dans la neuvième observation de cet auteur, il s'agit d'une fille à chairs molles et d'un tempérament nerveux. Une saignée explorative de 150,0 fournit un sang coagulable : on pouvait penser qu'il y avait faiblesse apparente. Cependant la saignée ne fut pas renouvelée; plusieurs purgatifs furent administrés, et les antispasmodiques terminèrent la cure. La quatrième observation (chorées proto-pathiques) du même auteur est relative à une danse de Saint-Guy chez un enfant qui se trouvait dans un commencement de consomption nerveuse : la méthode de Sydenham n'eut pas un résultat heureux; la valériane fut donnée à d'assez hautes doses, et parut mieux convenir. Le *valérianate de zinc* aurait été ici d'un emploi plus facile, et sans doute aurait-il été employé s'il avait été connu à cette époque. Je pourrais, par l'analyse d'un grand nombre d'observations fournies en faveur de la saignée, établir facilement que ce moyen ne doit être admis qu'avec beaucoup de réserve, et dans certaines circonstances seulement. Quelles sont ces circonstances?

Chez un sujet doué d'une bonne constitution, il se forme plus de sang lors du premier molimen menstruel et des retours périodiques qui suivront. L'hématose offrira ainsi plus d'activité : or l'hématose comprend les élaborations successives de la substance alimentaire par l'estomac, les vaisseaux chylifères, les affinités vitales à la rencontre du chyle et du sang veineux, enfin l'action des poumons.

Il y a donc alors un déploiement de forces vitales dans une sphère plus étendue qu'on ne l'avait pensé. Ce concours d'actions a lieu par une de ces lois qui, émanant du système nerveux, enchaîne plusieurs organes plus ou moins éloignés, les unit par la similitude de leurs actes ou par leur combinaison pour un but déterminé. Si ce résultat définitif est entravé, les actions simultanées qu'il supposait persistant, il survient de deux choses l'une : ou le déplacement de la fluxion par un changement de direction dans l'influence nerveuse, ou une hyperhémie générale, une dissémination du mouvement fluxionnaire par le dérangement du principe coordonnateur de l'économie, alors qu'il résumait toutes ses forces pour la production de l'un des principaux phénomènes de l'organisme. Qui nierait les avantages que pourraient procurer, en cette circonstance, une ou plusieurs émissions sanguines par la lancette ou par les sangsues? Bouteille (page 322) rapporte un fait de ce genre : une fille d'un tempérament sanguin éprouve une suppression menstruelle par frayeur, et devient choréique. Il existe une ataxie du système sanguin, sans diminution d'énergie de celui-ci; l'irrégularité se réfléchit sur la force locomotrice. Un homme de trente ans, d'un tempérament bilieux, d'une forte constitution, sujet aux hémorrhoïdes, et né d'un père hémorrhoïdaire, me racontait, il y a quelques jours, que deux ans auparavant il était depuis plusieurs mois exposé à éprouver à la moindre émotion des mouvements spasmodiques de rotation et d'inclinaison latérale alternative de la tête, mouvements qui continuaient chaque fois pendant un quart-d'heure ou vingt minutes. Cette disposition spasmodique avait cessé, par suite d'une saignée motivée par une autre circonstance.

Cullen a vu quelques pléthoriques à qui les saignées ont été utiles (alinéa 1354).

Mais si l'hématose est languissante par un défaut d'influence nerveuse qui tienne à la diminution des forces radicales et agissantes tout à la fois, la déplétion vasculaire pourra nuire, de même qu'alors le flux menstruel aggrave l'état de l'organisme, les forces ne pouvant être promptement réparées, en conséquence de la langueur du premier principe d'action.

Il existera un état intermédiaire pour les conditions organiques et pour les indications qui en dérivent, quand la langueur de l'hématose devra être rapportée au défaut d'emploi de la force qui préside à l'ensemble des actes dont la fonction menstruelle se compose : dans cette variété les forces radicales sont conservées, mais inactives, malgré l'exès des forces agissantes dans le système nerveux.

Dans la chorée ancienne, on doit avoir recours avec beaucoup de réserve à la saignée. C'est alors que Sauvages n'a pas trouvé l'indication de son emploi, et que Cullen a remarqué que ce moyen avait été très nuisible. (Cullen, 1354).

Bosquillon, que l'on sait avoir été très partisan des émissions sanguines, dit dans une note à cette occasion que les malades sont souvent faibles, fluets, et que dans ces cas les évacuants sont très nuisibles; que cependant, dans les cas douteux, l'on peut réitérer les purgatifs avec plus de confiance que la saignée, parce qu'ils affaiblissent moins.

Article 2.

De l'indication pour l'emploi des purgatifs comme motif d'ajourner l'administration de la strychnine.

Lors de la puberté, les fluides acquièrent une acrimonie qui peut dépasser le degré normal; par suite, quelquefois, ils se pervertissent et il survient un dérangement de polarité, de telle sorte que les fluides naturellement alcalins prennent une disposition acide, tandis que l'inverse a lieu pour ceux qui naturellement doivent présenter ce dernier caractère; d'autres fois il y a un véritable arrêt de fonction. Si ces manières d'être des fluides se prononcent avec prédominance dans les voies digestives et sans être motivées par un défaut des forces radicales, il pourra convenir d'avoir recours aux purgatifs, que l'on choisira parmi ceux qui sont d'un emploi plus facile chez les enfants : tels seraient le sirop de chicorée composé, l'huile de ricin, l'infusion à froid (pendant la nuit) de 8,0 de séné dans l'eau de pruneaux ou dans la décoction de raisins de Corinthe, que l'on ferait prendre le lendemain matin.

La seconde et la troisième observation de Stoll sont relatives à des chorées qui non-seulement n'avaient pas été amendées, mais encore s'étaient aggravées sous l'influence des antispasmodiques ou de l'électricité, et dont la guérison avait été obtenue à l'aide des purgatifs.

Toutefois les purgatifs employés par Stoll me paraissent trop compliqués. La même remarque est applicable à ceux auxquels Sydenham et Bouteille avaient recours. Ce dernier leur associait souvent la valériane ou d'autres antispasmodiques. On sait que, dans l'administration des purgatifs, les Grecs et les Arabes avaient toujours égard à l'état spasmodique qui pouvait suivre l'emploi de ces moyens auxquels ils associaient les antispasmodiques. Cette union, que l'on doit souvent adopter, existe dans les formules que nous ont transmises les ouvrages de l'antiquité et du moyen-âge.

Avant d'avoir recours aux purgatifs il faut avoir égard à l'état de tension et d'créthisme, que l'on doit apaiser préalablement.

La dyspepsie, la constipation, la langueur des voies digestives, qui dépendent d'un arrêt d'évolution fonctionnelle, peuvent se lier à une inertie analogue des organes génitaux et du système sanguin : il existe alors une espèce de chlorose.

Dans ces circonstances, il arrive souvent qu'en régularisant une fonction on parvient à rétablir les synergies dérangées dans les autres appareils, quoique le désordre auquel on à remédié ne soit qu'un effet. Ce résultat a pu avoir lieu particulièrement quand l'organisme n'était pas empreint d'une faiblesse congéniale. C'est ainsi que l'on peut expliquer les bons effets que les purgatifs produisent quand le sang des menstrues est décoloré. (Hippocr., *Aph.*, S. V, 36.)

L'examen de la langueur des voies digestives et de l'état que l'on a qualifié d'embarras *gastro-intestinal* me conduit à parler des moyens appropriés à la disposition vermineuse apparente ou réelle, qui se lie quelquefois à la danse de Saint-Guy. (*Danse de Saint-Guy vermineuse* de Gaubius ; Sauvages, tome Ier, page 600.)

Certaines substances aromatiques ont pu être avantageuses, en remédiant à un état de faiblesse et d'éréthisme du canal intestinal. Comme on avait attribué ces symptômes à la présence des vers intestinaux, on a qualifié d'anthelmintiques quelques-unes de ces substances aromatiques, le semen-contra du Levant, par exemple.

La production des ascarides lombricoïdes peut avoir lieu, toutefois, par suite de cet état des voies digestives. Le semen-contra, en infusion ou en poudre dans du miel, peut convenir alors, ainsi que les cataplasmes de tanaisie et d'ail.

Mais il est nécessaire de remédier ensuite à l'état de faiblesse par les moyens généraux. Le sirop de mousse de Corse peut satisfaire à cette dernière indication, en produisant en même temps les effets que l'on se propose d'obtenir par les moyens précédents.

Ce sirop, dit M. le professeur Pointe (*Eloge de Delanoy*), n'a pas seulement des propriétés vermifuges, il est encore susceptible de modifier heureusement quelquefois l'organisation maladive des enfants. Ce dernier effet peut être attribué à l'iode, que la coraline ou mousse de Corse doit contenir comme et même mieux que toutes les autres plantes maritimes, à cause de sa texture filandreuse, bien propre en effet à receler cette substance. La propriété de modifier avantageusement le système lymphatique, et de remédier aux conditions de débilité de ce système, avait été rapportée à la mousse de Corse, alors que l'on ne connaissait pas l'iode et le parti qu'on pouvait en retirer en médecine.

On doit avoir recours à ces moyens préférablement au calomélas que Bosquillon dit avoir prescrit avec succès à un enfant choréique, que l'on soupçonnait *attaqué de vers*, mais qui guérit sans en rendre, ce qui fait conjecturer à Bosquillon que cette préparation a agi comme tonique. (Cullen, note au paragr. 1354.)

Je dois remarquer à cette occasion que si l'on conseille le calomélas, il convient de surveiller soigneusement les effets de ce médicament dont l'intensité d'action est très variable: quelquefois même, à des doses très modérées, il agit sur les gencives dès le second ou le troisième jour; d'autres fois il est pris pendant plusieurs mois (ce que j'ai vu chez des adultes atteints d'ascite) sans que ce résultat ait lieu.

Article 3.

De l'indication des antispasmodiques comme motif d'ajourner l'administration de la strychnine.

SECTION PREMIÈRE.

Un état de teusion, de grande susceptibilité générale, peut contre-indiquer de prime-abord l'emploi de la strychnine. On doit alors avoir recours à des moyens tempérants, tels que les boissons émollientes, un régime doux, les bains tièdes: on diminue ainsi l'excès dans la force d'attraction mutuelle des molécules organiques. Les boissons mucilagineuses conviennent mieux que l'eau pure, qui abandonne trop vite le système vasculaire dont elle dépouille les fluides de leurs principes solubles qu'elle entraîne aux extrémités de ce système, où elle devient ainsi une nouvelle cause de spasme. Le lait peut convenir, et particulièrement le lait d'ânesse, si la digestion est entravée par l'éréthisme et non par l'inertie de l'estomac, ou le changement de polarité des fluides. Dans la condition que je viens de préciser le lait est adapté au degré de la force digestive, qui, selon Hippocrate, doit être supérieure aux aliments au lieu d'en être dominée.

Les bains de siége sont utiles, sinon pour aider le molimen menstruel, au moins pour calmer l'appareil utéro-ovarique, qui communique son état d'irritation à tout l'organisme. Ces demi-bains sont encore préférables aux bains généraux : 1° quand le poids du liquide détermine trop facilement le sang à l'intérieur, où il produit des palpitations ou d'autres spasmes ; 2° quand, à l'issue des grands bains, les malades ont des sueurs abondantes jusqu'au point de produire des lipothymies ; 3° quand les choréiques sont dans une agitation trop grande pour qu'on puisse leur faire conserver pendant quelque temps la position horizontale dans une baignoire.

Toutefois, quand les grands bains peuvent être administrés, on doit leur donner la préférence, et il ne faut pas oublier que Baumes a obtenu par ce seul moyen la guérison des malades mentionnés dans sa seconde et dans sa troisième observation. On doit progressivement diminuer la température des bains. L'immersion dans l'eau froide n'est indiquée que pour un état de faiblesse apparente, ou par défaut d'emploi des forces agissantes.

Outre les moyens calmants simples que je viens d'indiquer, il en est d'autres qui sont particulièrement relatifs à l'excès de la sensibilité et à celui de la motilité.

Ces deux propriétés ont mieux été distinguées dans ces derniers temps par la physiologie expérimentale, sous le point de vue anatomique; mais depuis longtemps l'observation avait déterminé les lois différentes qui les régissent, et qu'elle avait formulées d'après l'analyse des phénomènes morbides ou médicamenteux, où elle avait constaté un rapport inverse dans l'énergie respective de ces propriétés.

Nous examinerons successivement les moyens modérateurs de la sensibilité et ceux de la motilité.

SECTION SECONDE.

Des moyens qui conviennent pour modérer la sensibilité.

Je ne m'occuperai pas de la surexcitation produite par une violente affection morale, et qui peut être portée au degré d'interrompre l'exercice des fonctions intellectuelles ou de produire la défaillance.

Un tel état peut être le point de départ des symptômes de la chorée ou survenir pendant le cours de cette maladie, et constituer un motif suffisant pour faire ajourner ou interrompre le traitement par la strychnine.

Je ne veux parler que de l'exaltation sensitive, résultat soit de l'impression laissée par la cause précédente, soit d'une circonstance du même genre, mais qui aurait agi lentement et d'une manière incessante, soit enfin d'une des causes physiologiques ou pathologiques que j'ai précédemment énumérées.

Si cette manière d'être de l'organisme n'est pas changée par les distractions, l'éloignement des circonstances défavorables, quand il est possible, ou à l'aide des déplétions et des émollients mentionnés dans les articles et sections antérieurs, convient-il d'avoir recours à quelques moyens que l'expérience a fait connaître efficaces pour calmer cet état nerveux ?

Je chercherai d'abord à répondre à cette question, relativement à l'opium. Ce médicament émousse l'activité des sens, rend inaccessible à la douleur, fait oublier le danger et dissipe la tristesse; mais, après le sommeil qu'il a procuré, il reste une langueur, qui disparaît, il est vrai, peu à peu.

Outre son principe calmant, l'opium renferme toutefois un élément âcre susceptible d'irriter et d'exciter les convulsions. Son emploi peut être suivi de distorsion de la bouche, de soubresauts des tendons, et quelquefois, au lieu de procurer le sommeil, il produit le délire ou une surexcitation morale.

Il n'y a rien à craindre des hypnotiques si l'excès de la sensibilité par affection morale ne se lie pas à une cause qui s'oppose à leur emploi, si, par exemple, il n'existe pas quelque idée morbide en travail d'évolution, comme un principe herpétique : l'opium s'opposerait en effet à la manifestation extérieure de ce principe, qu'il retiendrait latent au sein de l'organisme. La pléthore encéphalique serait aussi une contre-indication. Ainsi, l'on doit constamment se diriger d'après des vues étiologiques.

Suivant l'illustre Lorry, il faudrait adopter la règle suivante : si la prédominance de la sensibilité est excessive, on peut en toute confiance avoir recours à l'opium, surtout si le malade a des intervalles de calme, ce qui détourne de l'idée d'un principe que l'on craindrait d'intercepter ; si enfin, avec un grand développement des forces sensitives, les fonctions assimilatrices s'éloignent peu de l'état normal, et si la liberté des organes sécréteurs leur permet de se prêter à une action supplémentaire. Baillou a proclamé cette grande loi médicale, à laquelle devraient se soumettre tous ceux qui veulent faire usage de l'opium, savoir: qu'il ne doit être administré ni dans l'épuisement, ni lors d'une phéthore quelconque; dans le premier cas le médicament donne souvent lieu aux convulsions, et dans le second il produit l'hébétude.

En général, il convient de commencer par une dose minime, afin que, si l'opium agit plutôt par sa propriété convulsive que par sa vertu calmante, il soit facile de remédier à cet inconvénient.

Comme l'opium interrompt l'action des capillaires et entrave les sécrétions, on s'est proposé d'entretenir ces dernières en unissant à ce médicament, selon les circonstances, soit des diurétiques, soit des laxatifs; et, pour neutraliser sa tendance à produire des effets convulsifs, on lui a quelquefois associé avec avantage l'assa-fœtida, le castoréum ou la myrrhe. Comme preuve de l'utilité qu'on peut retirer de la combinaison de l'opium avec un antispasmodique proprement dit, je citerai brièvement le fait suivant :

Une fille d'un tempérament nerveux exagéré devint choréique à la suite d'une affection morale. Malgré divers antispasmodiques de la section des toniques, les accidents augmentèrent. Lullier fit pratiquer des frictions, de deux en deux heures chaque jour, avec un mélange de liqueur d'Hoffmann et de teinture d'opium. Ces frictions étaient faites, pendant sept à huit minutes, successivement sur les bras, la partie antérieure du thorax, l'abdomen, les cuisses et les jambes. La guérison eut lieu dans l'espace de quinze jours.

Parmi les plantes modératrices de la sensibilité, je dois mentionner la belladone, dont l'extrait a été employé par Stoll (1re observation, 3e vol., page 355). (Le traducteur Mahon, sans doute par erreur, a dit l'extrait de racine d'ellébore). Dans cette circonstance il s'agissait d'une chorée par frayeur, sans pléthore ni lésion sécrétoire ou nutritive, en un mot dans les conditions qui, suivant Baillou, sont nécessaires pour que l'on puisse administrer l'opium avec des chances de succès. Mais ce moyen fut nuisible aux deux autres malades de Stoll (tome III, pages 364-366), chez lesquels il y avait trouble dans les fonctions des organes annexés à l'appareil digestif. Les purgatifs eurent des succès chez ces deux malades.

Comme modérateur sensitif, on doit aussi signaler le camphre, que Poissonnier-Desperrière faisait administrer en lavement à la dose de deux dragmes (8 grammes) en deux fois chaque jour, tandis que Gendron réussissait sans dépasser la dose de 1,20 centig. D'après la disproportion des doses ordonnées par ces deux praticiens, d'après aussi les inconvénients qu'il vit résulter d'une dose beaucoup plus faible, Bouteille pense que l'on ne doit pas accorder une grande confiance à ce remède.

Mais ne peut-on faire intervenir ici, comme moyen de conciliation, les conditions différentes dans lesquelles se trouvaient les malades? Le camphre joint à sa vertu sédative une propriété tonique et cordiale, ce qui déterminait les anciens à l'associer à l'opium, qu'ils considéraient comme de nature froide.

Dès-lors, si l'opium convient pour calmer les affections violentes de l'âme et pour atténuer leurs effets, la tristesse, au contraire, ainsi que les modifications fonctionnelles qui en dérivent, éprouvera un adoucissement par l'emploi des cordiaux seuls ou associés au premier médicament.

Ainsi, tout l'art cousiste à agir selon les causes. Il ne convient pas de donner l'opium isolément à des sujets chez lesquels l'éréthisme cacherait de prime-abord une faiblesse réelle; d'autre part, les cordiaux seraient vénéneux pour les malades qui se trouveraient dans un état de violente exaltation morale. Il appartient souvent à l'art d'associer ces deux espèces de médicaments, quand la tristesse coïncide avec un éréthisme général. La dose doit toujours être proportionnée à l'intensité du mal, et réglée sur le degré des forces réelles. Le vin peut aussi, si on le choisit convenablement, être employé comme moyen modérateur et cordial.

La surexcitation sensitive peut être portée jusqu'au délire; elle doit être traitée comme une maladie aiguë. Il faut toutefois, dans cette circonstance, être très réservé dans l'emploi de la saignée; car il est d'observation que souvent les symptômes sensitifs s'exaspèrent en proportion de la soustraction du sang. Cette agitation ne dépend pas de la prédominance des parties rouges du sang, et ne disparaît pas par leur soustraction. On doit alors avoir recours à une médication émolliente, et surtout aux grands bains secondés de quelques affusions d'une température modérée et même froide.

SECTION TROISIÈME.

De l'indication des modérateurs relatifs aux forces motrices, ou des antispasmodiques proprement dits.

Dans l'examen auquel je vais me livrer dans cette section, je n'aurai pas seulement égard aux moyens qui sont indiqués par les convulsions avec lesquelles la chorée est quelquefois compliquée, et qui dépendent du conflit d'une des causes occasionnelles avec des circonstances prédisposantes qui peuvent accroître son intensité; mais nous aurons encore en vue la chorée elle-même, qui, par suite d'une idiosyncrasie que l'on ne peut déterminer *à priori*, est susceptible de se montrer réfractaire au moyen que nous pensons devoir être adapté particulièrement à la lésion essentielle qui constitue la maladie.

Il est donc convenable d'avoir alors à sa disposition des médicaments en faveur desquels on puisse invoquer l'autorité de praticiens recommandables : c'est ce qui nous déterminera à parler des antispasmodiques toniques, qui, d'après leurs effets ordinaires lors de divers désordres des forces motrices, ont mérité le nom de spécifiques, et qui, d'après les résultats heureux obtenus par divers médecins, ont reçu le nom de spécifiques de la chorée.

Les médicaments qui ont la vertu de modérer les forces motrices se rapportent à deux catégories bien distinctes : les uns résolvent purement et simplement les spasmes, et ne modifient pas autrement l'action nerveuse, tandis que les autres agissent en même temps par leur propriété tonique, ou plutôt paraissent opérer par la dernière propriété seulement.

Le premier groupe comprend ces principes volatils retirés du règne animal, tels que l'esprit volatil de corne de cerf, l'huile animale de Dippel unie au succin dans quelques préparations.

D'autres principes volatils qui ne sont pas obtenus par la combustion, mais que l'on trouve dans les organes de certains animaux, jouissent encore d'une grande efficacité, à un moindre degré pourtant que les principes précédents : je veux parler du musc, du castoréum.

Il est si ordinaire de résoudre les spasmes par les antispasmodiques de cette première catégorie, qu'il serait inutile de présenter des observations à cet égard. La pratique journalière fournit des exemples de hoquets, de mouvements convulsifs guéris par ces moyens.

L'autre classe des antispasmodiques, dont les bons résultats dépendent plus de la vertu tonique que de l'aptitude à calmer les spasmes, est fournie par les végétaux, soit naturellement, soit à l'aide de diverses préparations. Parmi ces dernières préparations je signalerai surtout la liqueur d'Hoffmann, qui par sa grande volatilité semble pénétrer instantanément toutes les parties de l'organisme dont elle accroît les forces. C'est encore ainsi qu'agissent le camphre et les plantes qui le recèlent.

On doit rapprocher du camphre, pour la nature et les propriétés, les principes de plusieurs gommes-résines, telles que le sagapénum, l'assa-fœtida : ces substances égalent par leur volatilité celles retirées du règne animal. Toutefois, leur vertu plutôt tonique que sédative les rend moins aptes à combattre les paroxysmes convulsifs qu'à remédier à la disposition d'où dépend le retour des spasmes.

Si l'on excepte un petit nombre d'antispasmodiques végétaux, tous les autres médicaments de cette seconde catégorie ont pour résultat d'augmenter la tonicité, la force d'attraction des molécules organiques.

De là on peut induire que presque toutes les plantes dites cordiales et toniques doivent être rapportées à cette seconde section, en exceptant toutefois celles de ces plantes qui se distinguent en même temps par une certaine âcreté. Toutes celles qui sont douées d'une saveur astringente et d'une odeur aromatique sont susceptibles de combattre la disposition spasmodique.

Parmi ces plantes on doit placer au premier rang la valériane sauvage, si vantée contre l'épilepsie par Marchant et par Tissot; mais encore mérite-t-elle seulement cette réputation lorsque l'épilepsie est purement nerveuse, et c'est à peine si cette substance est de quelque utilité lors des accès.

Cette racine antispasmodique-tonique nuit aux sujets à constitution délicate et irritable, elle convient seulement lorsque la faiblesse est la conséquence des spasmes ou la condition principale de leur retour.

Parmi les substances végétales qui jouissent de la même vertu que la précédente, mais à un plus faible degré, je citerai la racine de pivoine, le gui de chêne, les fleurs de tilleul, de gallium lutéum, de primevère, les fleurs d'oranger, les feuilles de mélisse et de menthe, qui sont à la fois de légers antispasmodiques et surtout des toniques.

Il est maintenant facile de saisir la différence qui existe entre les deux genres d'antispasmodiques. Les uns agissent par une spécificité qui se refuse à toute explication satisfaisante, maîtrisent les spasmes et les suppriment presque instantanément; mais ils ne peuvent et ne doivent être employés que lors d'un violent paroxysme. Les autres augmentent l'énergie vitale, diminuent la tendance à la mobilité, et préviennent les spasmes plutôt qu'ils ne les apaisent. Les premiers, fournis par le règne animal, et remarquables par la ténuité de leurs principes volatils, conviennent dans les paroxysmes et même souvent dans leurs intervalles. Mais les seconds, fournis par les substances aromatiques que recèlent les végétaux, nuisent s'il existe un état de délicatesse et de tension, et, quoiqu'ils aient été gratifiés du titre spécieux d'antispasmodiques, ils sont seulement admissibles quand le spasme se lie à l'atonie ou du moins lorsqu'il y a absence d'irritation.

Lorsque, par un excès de tension de l'organisme à la suite d'une affection morale vive ou tellement réitérée qu'elle a déterminé un état convulsif; quand enfin, par une cause violente quelle qu'elle soit, les nerfs sont surexcités, la méthode consistera à distinguer deux temps dans la maladie : celui des paroxysmes, et celui de leurs intervalles. Dans le paroxysme, telle est souvent la violence du mal que l'on a à craindre une inflammation ou une hémorrhagie interstitielle, soit par exhalation, soit par rupture ; dès-lors, le traitement doit consister dans les émissions sanguines et les délayants les plus légers. On peut joindre à ces moyens l'emploi des hypnotiques, s'il n'y a pas lieu d'appréhender une rupture, et si la principale cause du mal ne réside pas dans le cerveau.

S'il existe un état d'assoupissement, les sels volatils ou les produits aromatiques retirés du règne animal trouvent leur place; ils conviennent si l'expression morbide a lieu par des palpitations, des tremblements, des défaillances; mais on doit adopter les produits aromatiques retirés du règne animal, le musc par exemple, si les plexus nerveux hypogastrique, solaire, pulmonaire, ou ceux des membres, sont les points de ralliement des symptômes. C'est ainsi que le musc a été employé avec tant de succès d'abord en Chine, puis en Angleterre et parmi nous, lors du hoquet, des efforts convulsifs pour vomir, lors aussi des convulsions et des jactitations spasmodiques des hystériques.

Le musc et le castoréum nuisent s'il y a délire, assoupissement ou accès de défaillance : alors on ne peut recourir qu'aux sels volatils, qui seraient encore contre-indiqués s'il y avait participation active du système sanguin.

Cette appréciation des antispasmodiques pourrait être considérée comme une digression si la chorée était toujours simple et si elle n'était pas susceptible de prendre la forme d'autres maladies nerveuses, ou de se compliquer avec elles par l'influence particulière ou les combinaisons variées de ses causes.

Ces détails, que j'ai extraits du Traité de Lorry sur la mélancolie, m'ont paru d'ailleurs utiles pour expliquer les contradictions plutôt apparentes que réelles des méthodes curatives adoptées par les praticiens qui nous ont transmis des observations sur la danse de Saint-Guy.

Bouteille a exposé avec les plus grands détails ces diverses méthodes, avec les observations qui s'y rapportent. On peut dire, toutefois, qu'il n'a pas assez précisé les conditions auxquelles on doit rapporter les succès obtenus par des moyens divers. Ces conditions peuvent être facilement déterminées, si l'on a égard aux distinctions établies dans cette section et aux considérations étiologiques présentées dans d'autres parties de ce Mémoire.

L'assa-fœtida a été employé avec succès par Vauters pour trois filles pubères atteintes de la danse de Saint-Guy. Jadelot a réussi également par cette substance, en l'administrant à des enfants chez lesquels les symptômes choréiques s'alliaient avec un fond de faiblesse.

Murray et Bouteille ont particulièrement obtenu d'heureux résultats par l'emploi de la valériane, quand il existait une complication vermineuse qui implique une inertie organique.

Les malades qui se sont bien trouvés des préparations ferrugineuses employées par Méad, ou du quinquina conseillé par Cullen, devaient sans doute être rapportés à la danse de Saint-Guy où l'élément convulsif était moindre que l'élément paralytique, tandis que l'inverse avait lieu pour les sujets que Baumes a guéris par la méthode émolliente.

On ne connaît pas les particularités présentées par les malades que Petit traitait avec le musc et le fer, pour que l'on puisse déterminer les motifs de la conduite de ce praticien.

A quel titre l'oxide de zinc a-t-il été quelquefois employé avec avantage par Fouquet et Duchanoix? pourquoi n'a-t-il pas réussi à Stoll et à Méglin? Méglin, qui, comme tous les praticiens le savent, a souvent eu recours à ce médicament, dit en termes exprès qu'il a prescrit les fleurs de zinc sans succès dans les maladies convulsives des enfants, etc., notamment dans la danse de Saint-Guy; mais qu'il a vu le quinquina et les ferrugineux réussir complètement en pareil cas. Cet auteur dit même que chez plusieurs malades, dès les premières doses quelque modérées qu'elles fussent, on observait des angoisses, un sentiment d'inanition indicible, des défaillances, des nausées, le ptyalisme, des cardialgies, etc.

Si la danse de Saint-Guy était rebelle à la strychnine, si quelque idiosyncrasie ne permettait pas d'employer ce médicament, si d'ailleurs la maladie n'était pas liée à quelqu'une des circonstances qui nous ont paru réclamer des indications particulières, si les voies digestives n'étaient pas une disposition spasmodique, si dans de telles conditions on croyait devoir recourir à l'oxide de zinc, je pense qu'on pourrait profiter de son association avec l'acide valérianique.

Les archives de la science ont déjà enregistré de nombreuses observations de succès obtenus par l'emploi du valérianate de zinc dans diverses névralgies sensitives ou convulsives. J'ai réussi par ce moyen dans le traitement d'une éclampsie qui avait résisté à plusieurs autres médicaments. Toutefois, je ne pourrais invoquer ni ma pratique particulière, ni celle d'autres médecins, en faveur du valérianate de zinc relativement à la danse de Saint-Guy.

Tous les médicaments mentionnés dans cette section sont d'un emploi difficile chez les enfants, quel que soit le mode d'administration, et d'ailleurs leur usage a dû être continué pendant un temps assez long. Ce ne sont pas des motifs de peu d'importance à faire valoir pour la prééminence qu'on doit accorder à la strychnine, quand il n'existe aucune contre-indication à son usage. Ce médicament peut, en quelque sorte, être donné aux malades à leur insu.

Je ne dois pas omettre de mentionner ici les quatre faits de réussite par le liniment spiritueux dont Chrestien a fait usage contre la danse de Saint-Guy. (*Méthode intraleptique*, pages 44-47). — (Ce liniment est composé de : esprit de genièvre 60,0 ; huile de girofle et baume de muscade *aa* 2, 0). Chrestien faisait pratiquer des frictions le long du rachis avec ce liniment tonique et antispasmodique, auquel on pourrait accorder de prime-abord la préférence sur les antispasmodiques toniques administrés intérieurement.

Les bains peuvent encore être considérés comme antispasmodiques émollients ou toniques, selon leur température.

Les bains chauds conviennent quand il existe un excès de tension ou une prédominance convulsive bien prononcée, tandis que les bains froids sont indiqués dans les circonstances où l'on observe un terme moyen entre l'état spasmodique et la disposition opposée. Les anciens faisaient surtout usage des bains froids, que, suivant les circonstances, ils alternaient subitement ou par gradation avec les bains chauds. On peut invoquer en faveur des immersions, des douches ou des lotions froides l'autorité d'Hippocrate (*De l'usage des liquides*, et *Aphor.*, section V, aph. 21, etc.). Les Anglais ont seulement emprunté aux anciens l'usage des immersions froides. De nos jours, l'hydrothérapie a obtenu d'heureux résultats de l'administration de l'eau. Cette méthode pourrait être adoptée quelquefois, en la modifiant suffisamment et en tenant compte des circonstances variées qui peuvent en contre-indiquer l'emploi. Nous avons signalé ces circonstances pour d'autres médicaments susceptibles d'agir comme perturbateurs.

CHAPITRE TROISIÈME.

Des moyens complémentaires pour le traitement de la danse de Saint-Guy.

Parmi ces moyens on peut signaler le quinquina, les préparations ferrugineuses, les ressources de l'hygiène qui comprennent la gymnastique, les voyages, la musique.

Article 1er.

Du quinquina.

Ce médicament peut sous certains rapports être annexé aux antispasmodiques de la seconde section, c'est-à-dire aux antispasmodiques toniques, parmi lesquels on pourrait même tout-à-fait ranger le quinquina orangé, qui est tout à la fois doué d'une saveur amère astringente et d'une odeur aromatique.

Tantôt on a eu recours au quinquina comme tonique en même temps qu'à d'autres antispasmodiques, tantôt on l'a seulement employé pour assurer la guérison après la disparition des symptômes, d'autres fois enfin ce médicament a été administré à titre d'antipériodique.

Ce que j'ai dit à l'égard des antispasmodiques de la seconde catégorie me dispense de parler de l'usage du quinquina à titre de tonique; il a participé en effet aux alternatives d'éloge et de blâme qu'ils ont éprouvés lorsqu'il a, comme eux, été admis d'une manière trop absolue dans la pratique.

Je mentionnerai particulièrement le quinquina comme indifférent ou utile, selon que la danse de Saint-Guy présente tel ou tel caractère d'intermittence.

Si l'interruption des symptômes choréiques pendant la nuit paraissait une raison suffisante pour admettre un élément d'intermittence susceptible de motiver l'usage du quinquina, l'application de ce moyen devrait s'étendre à la classe entière des maladies nerveuses qui toutes affectent une certaine périodicité, par cela même que l'organisme se trouve dans un état semblable, à certaines heures.

Ceux qui ont cru pouvoir expliquer constamment par la périodicité les résultats heureux du quinquina dans les maladies nerveuses, ont été embarrassés par les faits incontestables également de l'impuissance de ce moyen dans les maladies du même genre dans lesquelles l'intermittence avait paru le motiver.

Ils ont cherché à éluder la difficulté en disant que, dans le premier cas, une fièvre intermittente avait pris le masque d'une maladie nerveuse, tandis que, dans le second cas, la maladie nerveuse périodique ne participait pas de la nature des fièvres intermittentes.

Il ne serait pas nécessaire d'avoir recours à de telles subtilités pour motiver l'adoption du quinquina si la danse de Saint-Guy était franchement intermittente. (*Journal de Méd.*, mars 1787. — Observation de Didier, rappelée par Sauvages). Peut-être même, dans des cas rebelles, pourrait-on espérer de produire par le quinquina une fièvre intermittente qui compliquerait la maladie. On sait que Dumas avait obtenu pour l'épilepsie ce résultat qui, s'il avait lieu pour la chorée, devrait déterminer à une méthode expectante, la nature pouvant dès-lors se suffire pour la terminaison spontanée de l'une et de l'autre maladie. On devrait agir de même si la complication précédente avait lieu spontanément.

Toutefois, ici la méthode naturelle ne devrait être applicable qu'autant que les accès se montreraient dégagés de symptômes pernicieux.

Quand le quinquina paraît indiqué comme tonique, on doit l'employer en substance ou en extrait; mais si on se propose de l'administrer comme antipériodique, il faut adopter le sulfate de quinine, ou mieux encore ici le valérianate de quinine.

Comme les enfants ont la plus grande répugnance pour les préparations de quinquina, on pourra profiter de ce que, à cet âge, le réseau organique est plus ouvert et de ce que l'absorption est plus active pour administrer selon la méthode catraleptique la partie antipériodique du quinquina à l'état de sulfate de quinine (0,50 dans 30,0 de jus de citron), ou à l'état de valérianate de quinine (même dose dans 30,0 ou 60,0 d'huile d'olives) (1). On pourra employer, de la même manière, la teinture de quinquina à titre de tonique.

Article 2.

Des préparations ferrugineuses.

Nous avons dit que ces préparations étaient, avec les lotions froides, les seuls moyens employés par Méad (*De Imp. solis et lunæ; Op.*, cap. III, p. 471). Ce méde-

(1) M. le docteur Devay, *Observations relatives à l'efficacité du valérianate de quinine.*

cin célèbre ne donne pas de détails sur ses malades, de telle sorte qu'il est permis de conjecturer que la chorée était compliquée de chlorose. Si une pareille alliance avait lieu, on pourrait adopter l'infusion de boule de mars que Roseinstein préférait, ou l'eau ferrée, ou encore les pastilles de lactate de fer. (Bouillaud, *Ac. méd.*, février 1840). N'est-ce pas à la présence d'un atome de fer parvenu naturellement à un grand degré d'atténuation, autant qu'à la réunion des sels de soude, de chaux et de magnésie, que l'on peut attribuer l'efficacité des eaux de Balaruc contre les paralysies? Je pense que, dans plusieurs variétés de la chorée, on obtiendrait un résultat avantageux par l'emploi de ces eaux.

Article 3.

Les médicaments n'auraient procuré qu'une guérison peu durable, si le malade continuait à être soumis aux causes physiques ou morales sous l'influence desquelles la maladie s'est développée, et si toutes les ressources hygiéniques indiquées soit par le degré, soit par le mode d'activité vitale, n'étaient mises à contribution pour ramener l'organisme à des conditions plus convenables. L'alimentation doit être proportionnée aux forces, être en rapport avec l'âge, le sexe, les habitudes, être agréable aux malades et suffisamment variée pour solliciter la puissance nutritive, mais non variée de manière à faire éprouver des transitions violentes : *Omne nimium vel subitum, inimicum.*

Les voyages pourront être très utiles par le changement de l'air, la différence des aliments, enfin par les impressions multipliées qu'ils procurent, et qui peuvent amener la régularité dans la succession, l'enchaînement des idées et des mouvements.

J'ai cru ne pas devoir différer la publication de ce Mémoire où se trouve exposé un mode de traitement sur lequel M. le professeur Trousseau vient d'appeler l'attention de l'Académie royale de médecine de Paris (séance du 5 novembre 1846).

Il appartenait à ce savant professeur de fixer l'opinion des praticiens sur la valeur de la strychnine relativement à la danse de Saint-Guy, et de formuler les règles qui doivent présider à l'administration du médicament pour cette maladie.

Il est plusieurs parties de ce travail qui n'ont été traitées que brièvement, et auxquelles j'aurais pu donner plus d'extension.

Je pense avoir cependant déterminé suffisamment : 1° la lésion essentielle qui constitue la chorée; 2° les différences que la maladie est susceptible de présenter selon la manière d'être des forces vitales, ou suivant les proportions d'énergie des éléments fondamentaux de l'organisme ; 3° les causes d'où résultent les divers modes et degrés de ces rapports intimes ; 4° les phénomènes simultanés ou successifs qui expriment soit les modifications principales, soit celles qui s'y joignent par une influence particulière ou combinée des causes.

Cette manière d'envisager la nature de la chorée m'a paru utile pour le traitement, que j'ai particulièrement distingué en spécifique et en analytique : le premier relatif à la lésion essentielle, le second adapté aux proportions d'énergie des éléments fondamentaux ou à la manière d'être des forces vitales, ainsi qu'aux causes et aux complications qui peuvent survenir.

A l'occasion du traitement analytique, j'ai cherché à expliquer la divergence des auteurs et à les concilier en déterminant les conditions qui ont permis de réussir par des moyens différents.

Observations particulières.

PREMIÈRE OBSERVATION.

Danse de Saint-Guy depuis plus d'un mois ; lésion de l'intelligence au début; traitement et guérison à l'aide de la strychnine; quelques spasmes gastro-pharyngiens et pulmonaires dans le cours du traitement.

Une fille (1) âgée de dix ans, d'une bonne constitution et habituellement bien portante, éprouvait depuis quelque temps des mouvements d'impatience et montrait un défaut d'application, d'attention et d'aptitude pour les exercices de lecture, d'écriture et d'aiguille, dans lesquels elle excellait auparavant.

La maîtresse d'école crut à une négligence volontaire et punit son élève qui en éprouva un vif chagrin, et par

(1) Jeanne Lebœuf, arrivant de Tournus (Saône-et-Loire) , admise à l'Hôtel-Dieu le 29 août 1845 , couchée au n° 123 des 5mes femmes.

suite, il y a trois semaines, un état choréique très manifeste aux membres thoraciques et abdominaux. Les phénomènes sont plus prononcés le matin.

La marche est sautillante; impossibilité de coordonner les mouvements pour l'appréhension des aliments et pour les porter à sa bouche : on est obligé de lui servir à manger comme à un enfant en bas âge.

Douée d'une intelligence précoce et développée, cette enfant ne peut réciter sa prière d'une manière suivie: elle saisit promptement le sens des questions qui lui sont adressées, mais elle ne peut y répondre que par de rares paroles qu'elle profère en balbutiant; elle supplée au langage par une mimique convulsive, grimacière, et témoigne une grande vivacité des sentiments.

L'anomalie musculaire est plus prononcée à gauche; la main, de ce côté, s'agite spasmodiquement sans participation de la volonté; on remarque quelques mouvements convulsifs de la face.

Absence de bruit chlorotique et de symptômes vermineux.

Le 2e jour, je conseille la *strychnine* à la dose d'un centigramme; de plus, potion *sir. diac.* 8,0 et lait.

3e jour, agitation plus prononcée des membres; quelques spasmes des lèvres. La coordination ne peut avoir lieu pour les actes les plus simples; impossibilité de lire ou d'écrire; dyspnée. (*Strychnine* 0,02, moitié le matin, moitié le soir.)

4e jour, même état. (*Strychnine* 0,02, bain tiède.)

5e, agitation plus prononcée hier après la dose; calme aujourd'hui, gonflement thyroïdien. La malade ne peut nouer les cordons de son bonnet, ni arranger ses cheveux. (Interrompre la *strychnine* aujourd'hui.)

6e. Chaque jour, *strychnine* 0,01 et un bain tiède.

9e. La combinaison harmonique des mouvements commence à avoir lieu pour les opérations qui ne pouvaient être accomplies quatre jours auparavant. (*Strychnine* 0,02 en deux doses, une le matin, une le soir; *sir. diac.* 8, 0 chaque soir.)

11e. Hier, pendant deux heures, accès convulsif, soubresauts, raideur, constriction gutturale.

12e, 15e, 19e. La régularisation fait des progrès; la malade commence à lire.

23e. L'enfant s'habille et *mange seule*, ce qu'elle ne pouvait faire; elle lit et commence à écrire.

30e. Spasme gastro-pharyngien, par suite d'une légère contrariété; cessation de ce spasme par des frictions avec l'huile de morphine aux régions épigastrique et cervicale antérieure. (Cessation de la *strychnine*; continuation des bains et de la potion *sir. diac.* 8,0.)

Sortie le 57e jour.

On peut faire dater la guérison de cette fille du onzième et surtout du vingt-deuxième jour du traitement, qui a été continué malgré quelques accès convulsifs, et qui a été prolongé sept jours après la disparition des symptômes.

Pendant les vingt-sept jours qui se sont écoulés après la cessation de la strychnine, et jusqu'à la sortie de la malade, on n'a pas remarqué le moindre indice d'une tendance à la récidive.

La dose a été doublée, puis diminuée de moitié, pour être de nouveau continuée à la dose de deux centigrammes, nonobstant un accès convulsif qui a eu lieu le dixième jour et qui ne s'est pas manifesté de nouveau.

Les phénomènes choréiques existaient des deux côtés, mais ils étaient plus prononcés à gauche.

La lésion de l'intelligence avait lieu pour les exercices faisant partie de l'éducation de cette fille, mais non pour le jugement qui se manifestait par des réponses justes, mais précipitées, et avec embarras dans la prononciation.

Des spasmes dans les plexus nerveux épigastrique, pulmonaire et pharyngien, sont survenus lors d'une surexcitation musculaire sous l'influence du traitement, ou se sont montrés d'une manière isolée par suite d'une émotion morale. Ces spasmes, dont l'existence a été éphémère, ont motivé l'interruption d'abord, puis la cessation de l'emploi de la strychnine qui avait été continuée jusqu'à cette dernière époque pour confirmer le rétablissement.

Les bains tièdes et les hypnotiques, à dose très modérée, paraissent avoir été des auxiliaires utiles.

DEUXIÈME OBSERVATION.

Danse de Saint-Guy à la suite d'une frayeur; disposition de famille; insuffisance du repos et des calmants; guérison en quelques jours par la strychnine à la dose de 1/12 de grain par jour.

Une fille (1) âgée de dix-sept ans, d'une constitution moyenne assez bonne, est menstruée depuis l'âge de quinze ans, régulièrement pendant trois jours; la dernière époque a eu lieu normalement il y a quinze jours.

Il y a six semaines, frayeur à l'occasion d'un incen-

(1) Médine Cahouat, venant de Peyrière (Loire), admise à l'Hôtel-Dieu le 15 avril 1843, est couchée salle St-Roch, n° 2.

dic. Pendant les premiers jours après cette commotion morale, céphalalgie violente depuis l'aube du jour jusqu'à dix heures du matin. Cette céphalalgie disparut sous l'influence d'un médicament administré par un médecin de la localité. Ensuite, pendant trois jours, lassitude dans les membres inférieurs; au quatrième jour, apparition subite de mouvements désordonnés dans les quatre membres, mais surtout dans les supérieurs.

Ces accidents augmentent jusqu'au dixième jour, époque à laquelle il fut impossible d'articuler les mots pendant trois jours. Depuis, les membres inférieurs surtout sont moins agités.

Aujourd'hui (16 avril), mouvements irréguliers des mains, des bras et des membres inférieurs; claudication dans la marche, moins pourtant quand celle-ci est rapide; quelques mouvements convulsifs des lèvres et des muscles latéraux du col; agitation plus grande dans la situation horizontale; mouvements très irréguliers dans l'action de porter quelque chose à la bouche ou d'ajuster les vêtements, comme aussi lorsque la malade veut se lever ou se coucher.

Les phénomènes ne sont pas plus prononcés à gauche qu'à droite. Pendant le sommeil, qui est de courte durée, les spasmes cessent, et c'est la seule périodicité que l'on puisse constater.

Intelligence complète; apyrexie; aucun changement notable dans la vie assimilatrice, seulement l'appétit est un peu moindre qu'à l'ordinaire.

La sœur de cette fille a conservé pendant six mois une danse de Saint-Guy.

Pendant huit jours, je prescris seulement pour chaque soir une potion avec *sirop diacode* 8,0.

Cette expectation m'a paru convenable pour m'assurer de l'effet du repos et des calmants.

Mais l'état de la malade étant le même *le 22 avril*, je conseillai la strychnine à la dose de 1/12 de grain chaque jour.

Le 1er mai, la progression lente était effectuée avec assurance; il n'y avait plus d'hésitation et d'incohérence dans les mouvements des membres thoraciques; cette fille pouvait même tricoter, toutefois moins habilement qu'à l'ordinaire.

Le 9 mai (*deux pilules chaque jour*, ou 1/12, une le matin, une le soir : la guérison se confirme de plus en plus. Sortie le 14 mai. Retard de la menstruation.

Cette observation nous offre un exemple d'une danse de Saint-Guy où les phénomènes sont également prononcés des deux côtés.

La maladie a été précédée d'une irritation encéphalique nerveuse quotidienne intermittente, à laquelle a succédé une gêne dans l'influence motrice de la moelle épinière.

La prononciation n'a été gênée que dans les trois premiers jours : l'intelligence a paru dans son intégrité. Toutefois je ne me prononce qu'avec réserve à cet égard, n'ayant pas eu recours à plusieurs investigations auxquelles j'ai soumis d'autres malades. Ainsi, on ne s'est pas assuré si la lecture ou la récitation avaient lieu comme antérieurement; du moins, je n'ai trouvé aucun renseignement de ce genre dans les notes que j'ai l'habitude de prendre au lit des malades. La menstruation a conservé sa régularité avant le développement et pendant l'existence de la maladie. Les règles étaient en retard de quatorze jours, lors de la sortie.

Ainsi la strychnine n'avait pas, pour cette malade, montré l'effet emménagogue que nous avons eu l'occasion de signaler dans une autre observation.

Le rétablissement a eu lieu en huit jours, temps égal à celui de l'expectation, ce qui me semble ne laisser aucun doute sur l'efficacité du traitement qui a été continué pendant quatorze jours encore, pour plus de sécurité.

Ce fait me paraît être une preuve incontestable de l'utilité de la strychnine, si l'on compare la guérison rapide qu'elle a fait obtenir à la durée de la même maladie chez la sœur de cette fille, et si l'on se représente la gravité des complications ou des métastases qui peuvent résulter de la persévérance des symptômes choréiques.

TROISIÈME OBSERVATION.

Chorée épileptiforme et vermineuse survenue à la suite d'une frayeur; emploi inutile soit de divers antispasmodiques, soit des vermifuges et de la strychnine; guérison survenue à l'occasion d'une fièvre qui s'est montrée avec les prodromes de la rougeole, au lieu de laquelle a eu lieu un érysipèle facial.

(Chorée électrique de Dubini. —Voir nos Remarques historiques.)

Une fille âgée de onze ans, douée d'un tempérament lymphatico-sanguin et d'une bonne constitution (1), avait constamment joui d'une santé parfaite, lorsqu'il y a un an elle fit une chute sur la tête, de la hauteur d'un premier étage, ce qui lui causa une grande

(1) Alamagny (Madeleine), arrivant de Flagy (Saône-et-Loire), admise le 3 février 1844, est placée aux 3es femmes, 113.

frayeur et un accès dans lequel le membre thoracique et le membre abdominal à droite étaient le siége de mouvements choréiques alternant avec une rotation convulsive de ces membres en dedans. En même temps douleur très vive de la partie supérieure interne du bras droit, jusqu'aux extrémités des doigts et dans la moitié droite de la tête. Le membre abdominal droit est atteint d'une douleur semblable. Cette douleur vive, brusque, s'accompagne d'un sentiment de réfrigération très pénible pour la malade. Depuis cette époque, retour de ces symptômes chaque soir un peu avant le sommeil, qui est paisible. L'accès spasmodique dure environ deux minutes, et il est accompagné de l'accroissement de la calorification dans toutes les parties qui ont été affectées.

Les fonctions assimilatrices s'exercent d'une manière normale. Dans les intervalles des accès, les mouvements ont lieu avec assurance et régularité. (Trois pilules de Méglin chaque jour.)

Les accès se multiplient; ils ont lieu jusqu'à quatre ou cinq fois le jour et la nuit.

Le 3e jour (cesser les pilules; chaque jour, potion tre assa-fœtida xxx). Même fréquence des accès, malgré l'application de deux sangsues le 4e et le 5e jour.

Du 6e au 14e, les accès ont toujours lieu; mais quelquefois ils manquent, ou le jour ou la nuit: leur nombre est réduit de moitié. (Chaque jour 0,005 milligr. de *strychnine*). — (Cesser l'assa-fœtida.)

Le 14e, on double la dose de *strychnine;* on applique un vésicatoire au bras droit et deux sangsues aux scalènes.

Du 15e au 22e, outre la strychnine, on administre la poudre de valériane 6,0 en quatre doses.

Du 18e au 22e, les accès ont lieu avec écume à la bouche.

Les jours suivants, cessation de la valériane, continuation de la strychnine; les accès manquent, ou sont plus modérés et moins nombreux.

Le 24e, la strychnine est donnée à la dose de 0,015, et à celle de 0,02 à dater du 25e.

Depuis, peu de changement jusqu'au 52e jour.

Dans cet intervalle, une pilule écossaise du 30e au 33e jour, ainsi que le 35e et le 39e.

Le semen-contra a été administré à la dose de 0,50 dans 30,0 de miel le 41e, et à la dose de 1,0 le 42e: aucun résultat.

Un emplâtre stibié a été appliqué entre les épaules le 36e, quatre sangsues aux cuisses le 43e.

Du 44e au 48e, chaque jour lavement avec infusion de valériane 30,0.

Depuis, jusqu'au 52e, deux pilules chacun, avec camphre, musc, assa-fœtida *aa* 0,05; continuation de la *strychnine*.

Le 52e, depuis hier, toux, coryza, irritation des conjonctives, fièvre. Plusieurs malades étaient alors atteints de la rougeole dans la même salle. (Looch, s. trid., inf. béch.; cesser les autres médicaments).

Les accès n'ont pas eu lieu depuis les nouveaux symptômes.

Le 53e, aujourd'hui, vomissements, épistaxis, ardeur, fréquence.

Le 54e, la fièvre continue avec des redoublements les soirs; érysipèle frontal, sensibilité du derme chevelu; vomissements le matin, constipation, soif; la toux a cessé.

Le 55e, l'érysipèle s'est propagé à toute la face. (Lavements émollients.)

Le 56e, la résolution commence à se faire au front; hier, expulsion d'un lombric. (Semen-contra, 0,50 dans 30,0 de miel.

Le 57e, la résolution s'effectue à la face; apyrexie; appétit.

Le 59e, la malade se trouve bien; avant-hier et hier, expulsion de cinq lombrics. (Outre le semen-contra, vin stomachique de Plenck 15,0.)

Le 54e, cesser le semen-contra continué chaque jour depuis le 56e; vin stomachique de Plenck, 20,0.

Le 67e, constipation depuis la dernière élimination des lombrics. (Looch, huile de ricin 30,0, et eau de menthe 15,0).

Le 71e, cesser les médicaments.

Sortie le 73e; les accès n'ont pas eu lieu depuis l'apparition des symptômes fébriles et la manifestation de l'érysipèle.

Cette observation ne nous offre pas l'exemple d'une danse de Saint-Guy essentielle; j'ai cru cependant devoir l'exposer, parce que les accès convulsifs hémi-somatiques étaient mêlés de quelques mouvements spasmodiques qui avaient de l'analogie avec ceux qui caractérisent la chorée.

D'après la multiplicité des accès chaque jour et chaque nuit depuis l'admission de la malade, il est permis de penser qu'on nous a mal renseigné quand on nous a dit que les accès n'avaient lieu qu'une fois par jour avant cette admission.

Quoi qu'il en soit, l'état de la malade n'a guère été modifié, soit par les sangsues, soit par les pilules de Méglin, la teinture d'assa-fœtida, la valériane, les vési-

7

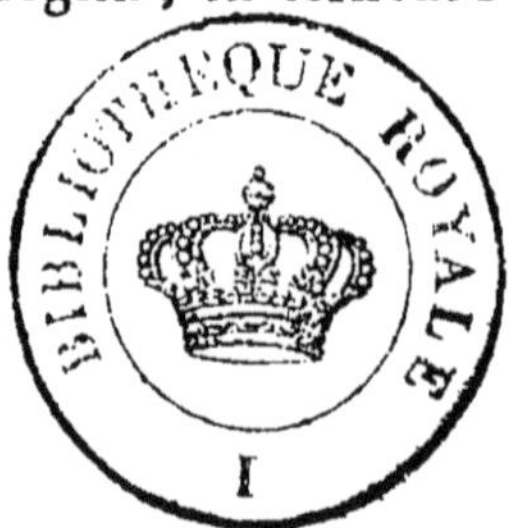

catoires, l'application stibiée entre les épaules, et par l'emploi de la strychnine.

L'apparence épileptique qui s'est manifestée lors de l'administration simultanée de la valériane et de la strychnine, a cessé par la seule continuation de la strychnine.

Le semen-contra et le retour à la valériane qui fut donnée en lavement furent sans influence sur les accès jusqu'à l'apparition de la fièvre, qui eut lieu avec les prodromes de la rougeole, mais qui fut seulement suivie d'un érysipèle facial. Cet érysipèle était-il de nature rubéolique, et résumait-il dans un petit espace le pointillé érythémateux que toute la surface cutanée présente ordinairement dans la rougeole?

Quoi qu'il en soit, cette fièvre eut pour résultat l'expulsion spontanée des vers, expulsion qui a lieu de même lors de la rougeole, et que l'on n'avait pas obtenue par les anthelmintiques administrés antérieurement.

A dater aussi des symptômes fébriles et inflammatoires, les accès ont cessé et la guérison s'est maintenue, ce que m'ont assuré les parents d'une enfant réellement choréique, d'une localité voisine de celle de la précédente malade, et qui a donné lieu à l'observation première (p. 88).

Cette maladie peut être rapportée à la chorée électrique de Dubini.

QUATRIÈME OBSERVATION.

Danse de Saint-Guy par suite d'une extase pendant l'Elévation, à la messe ; guérison prompte par la strychnine.

(Chorée électrique de Dubini.)

Une fille (1) âgée de vingt-sept ans, d'une bonne constitution et d'un tempérament sanguin, est réglée depuis l'âge de treize ans, pendant deux ou trois jours : la dernière menstruation a eu lieu il y a huit jours, normalement. Cette fille est sujette depuis dix ans à une céphalalgie frontale, médiane, lancinante.

Depuis six semaines, par suite d'une extase pendant l'Elévation à la messe, tremblement du bras droit qui est continuellement agité comme pour égoutter un linge qu'elle remuerait rapidement ; quelquefois une douleur se fait sentir au bras gauche.

Ces accès ont lieu chaque jour pendant une demi-journée, ou pendant une ou deux heures. Quand l'accès cesse, il survient une douleur épigastrique.

Le 2e jour je conseille *strychnine* 0,01 en deux pilules ; de plus, frictions sur le membre thoracique droit et la région cervicale postérieure avec eau-de-vie camphrée 60,0 ; extr. théb. 0,20, trois cuillerées à bouche chaque jour.

Le 3e jour, *strychnine* en deux doses, 0,02.

(1) Benoîte Delunel, arrivant de Feurs (Loire), admise à l'Hôtel-Dieu le 8 août 1845, couchée au n° 109 des 3es femmes.

4e jour, l'accès n'a pas eu lieu hier ; mais, depuis que l'agitation a cessé, il existe une gastro-céphalalgie et des douleurs vagues dans les membres, avec sensation d'un tremblement qui n'est pas apparent. Ce matin et les trois jours suivants, l'agitation a lieu à un degré modéré à l'heure de la visite seulement. (*Strychnine* 0,03, sir. diac. 8,0 , frict. camphrées opiacées.)

6e jour, on fait prendre en outre chaque jour une infusion de valériane 4,0 dans eau 120,0.

8e jour, lassitude, épigastralgie. (8 sangsues aux malléoles.)

9e jour, retour de l'agitation spasmodique au bras droit depuis hier; céphalo-lombalgie et épigastralgie. (*Strychnine* 0,04; continuer valériane, sir. diac. et frictions.)

10e jour, calme. (Même traitement; grand bain.)

12e jour, cette nuit accès de contracture et de convulsions, avec perte de connaissance et congestion faciale. (Cesser la *strychnine ;* potion laud. de Rousseau, x.)

14e jour, la malade éprouve une douleur contusive avec sensation de raideur dans les membres, quelquefois des douleurs lancinantes fugaces dans les régions cervicales et dans les extrémités; embarras du pharynx et de la langue.

16e, seulement céphalo-lombalgie, et quelques douleurs instantanées vagues; hier *menstruation.*

18e, les règles ont cessé hier; calme complet. (Grand bain.)

21e, constriction gutturale. (Pot. tre ass.-fœt. xv; une pil. écoss.)

24e, céphalalgie. (Pédilave sinapisé.)

28e, gastro-céphalalgie. (8 sangsues aux malléoles ; grands bains.)

34°, sortie dans l'état le plus satisfaisant.

Cette observation ne présente pas le type de la danse de Saint-Guy, mais elle offre plusieurs des attributs de cette maladie à laquelle elle peut, avec notre troisième *malade*, être rapportée aussi bien que les observations de chorée dite électrique mentionnées dans le dernier congrès scientifiqne de Naples, d'après le docteur Dubini. (Voir nos Remarques historiques.)

Quoi qu'il en soit, la prompte cessation des accès, par suite de l'emploi de la strychnine, ne me paraît laisser aucun doute sur l'efficacité du médicament dans cette circonstance.

La strychnine a été continuée, et même avec augmentation de la dose, plusieurs jours après la disparition de l'état spasmodique, et daus l'intention de remédier à l'anomalie de la sensibilité à l'épigastre, à la tête et dans les membres.

Les bains ont été employés comme moyens complémentaires de traitement, mais lorsque le désordre des forces motrices n'existait plus, et quand l'on remarquait seulement une surexcitation sensitive.

Cette maladie n'a pas troublé la menstruation, qui a devancé de quelques jours son époque accoutumée, après la cessation des symptômes d'intoxication.

Ce fait, ainsi que plusieurs de ceux qui précèdent, montre la facilité avec laquelle les plexus nerveux viscéraux participent à la disposition spasmodique extérieure.

CINQUIÈME OBSERVATION.

Danse de Saint-Guy ancienne ; guérison par la strychnine ; espèce de crise vulvo-inguinale.

Rosalie Didier, âgée de huit ans (1), présentant les attributs d'une bonne constitution, a été admise à l'Hôtel-Dieu le 5 juillet 1841, et couchée au n° 69 des 2mes femmes fiévreuses.

La religieuse de la salle a recueilli les renseignements suivants :

L'enfant a été atteinte de convulsions à l'âge de deux ou trois ans, et à dater de cette époque elle a conservé un strabisme convergent.

Depuis plusieurs mois, les mouvements des membres thoraciques manquent de précision ; les mains laissent facilement tomber ce qui leur a été confié ; la marche est sautillante, embarrassée ; il existe en même temps un léger tic facial. Du reste, la santé est fort bonne.

Pendant les mois de juillet et d'août, le médecin titulaire conseilla les infusions de tilleul et de fleurs d'oranger, les pilules de Méglin, quelques potions aloétiques et des bains.

Lorsque je fus chargé du service médical, en septembre 1841, je continuai d'abord le traitement commencé, n'ayant pas une plus grande confiance dans d'autres moyens, non d'après l'ancienneté de la maladie, mais

(1) Du Péage-de-Roussillon (Isère).

eu égard à sa connexion avec des spasmes qui existaient depuis plusieurs années.

Cependant, après avoir hésité pendant trois jours, je me décidai pour l'administration de la strychnine à la dose de 0,005 milligr. en pilules chaque jour : les mouvements devinrent de plus en plus assurés, et leur coordination était complète depuis trois jours, lorsque le 12 septembre je fis cesser la strychnine qui avait produit la veille quelques soubresauts fatigants.

Le surlendemain, l'enfant se plaignit d'une difficulté d'uriner et d'une douleur à la vulve. M. l'interne attaché à mon service constata, ainsi que moi, l'existence d'une vulvite et d'un engorgement des ganglions lymphatiques de l'aine. (Bains de siége, cataplasmes émollients, cérat simple.)

Le 23 septembre, ouverture des deux bubons au moyen de la lancette : dès-lors, jusqu'au 21 octobre, chaque jour liqueur de Van-Swiéten 4,0 dans demi-litre de bochet. (Tisane avec les bois sudorifiques.)

Les symptômes vulvaires et inguinaux avaient alors disparu ; les mouvements avaient conservé leur régularité. L'enfant a quitté l'hôpital quelques jours après ; je ne sache pas qu'elle soit en récidive.

Faut-il attribuer les symptômes choréiques de cette enfant à un principe syphilitique héréditaire ou transmis après la naissance, et dont la puissance vitale ne pouvait que difficilement procurer la manifestation extérieure ? ou bien s'agit-il d'une simple inflammation critique dont le lieu d'élection doit être rapporté à la susceptibilité que peut donner à un organe sa destination à remplir un rôle étendu, quoique l'époque du développement de la fonction de cet organe soit encore éloignée ?

Dans le doute, j'ai eu recours à quelques médicaments communément en usage contre les symptômes syphilitiques secondaires.

SIXIÈME OBSERVATION.

Chorée datant de trois mois, avec quelques accès de spasmes pulmonaires ; cessation des symptômes en vingt-un jours, à l'aide de la strychnine ; guérison coïncidant avec un état spasmodique gastro-pulmonaire qui a disparu en cinq jours.

Claudine Béré, âgée de douze ans (1), est douée d'un tempérament nerveux et d'une constitution assez bonne. Depuis trois mois elle présente des symptômes choréiques lors des déterminations volontaires, et souvent même sans relation apparente avec l'exercice des facultés intellectuelles qui sont obtuses, comme le témoignent le défaut de mémoire, l'inexactitude des réponses.

Le lendemain de l'admission à l'Hôtel-Dieu, calme, régularité musculaire qui n'a eu lieu que dans la matinée ; depuis, réapparition et persévérance de l'état choréique, excepté pendant la nuit. (Pot. sir. diac. 8,0 ; aliments.)

Le 7e jour, strychnine (0,005 milligr. en pilules avec conserve de roses 0,05) ; continuation du moyen jus-

(1) Native de Saint-Cyr, demeurant à Mouton, admise le 8 juin 1844, couchée au n° 125, 3mes femmes.

qu'au 17ᵉ jour. On nous apprend alors que la veille, à cinq heures du soir, l'enfant a éprouvé un accès de dyspnée et d'orthopnée avec râle sibilant entendu à distance; pendant l'accès, pouls normal et calme musculaire. (Sinapismes aux cuisses.)

Toutefois, d'autres accès semblables ayant eu lieu avant la réception à l'hôpital, *la strychnïne est continuée;* et comme le nouvel état spasmodique fait naître l'idée de la possibilité d'une complication vermineuse, je conseille en même temps le semen-contra du Levant à la dose d'un gramme dans huit grammes de miel: ce dernier moyen a été continué pendant trois jours.

Le 21ᵉ, peu de changement. (Outre la *strychnine*, vin martial 60,0.)

29ᵉ jour, une dyppnée continue a eu lieu la veille avec paroxysme le soir; une indigestion a suivi l'ingestion d'une quantité modérée d'aliments; un demi-litre de bile a été rejeté par des vomissements réitérés. Aujourd'hui, céphalalgie occipitale violente et épigastralgie.

Râles sonores, couvrant les bruits du cœur; pouls irrégulier, intermittent; chaleur modérée à la peau; pâleur.

Les symptômes choréiques ont cessé.

(*Cesser la strychnine* et le vin martial; sinapismes aux cuisses, emplâtre stibié entre les épaules.)

Le 30ᵉ jour l'enfant est bien, seulement on constate des râles muqueux, un pouls fréquent avec quelques irrégularités. Les pulsations du cœur sont précipitées, distinctes, quelquefois spasmodiques.

31ᵉ, pouls plus régulier.

32ᵉ, respiration libre, de temps en temps quelques irrégularités sphygmiques.

33ᵉ, circulation normale.

35ᵉ, le mieux se maintient. (Vin martial 30,0.)

42ᵉ, sortie. Aucune anomalie musculaire depuis le spasme pneumo-cardiaque, à l'occasion duquel on a cessé l'emploi de la strychnine.

Le traitement a été continué malgré l'apparition d'un spasme pulmonaire, parce que la malade avait éprouvé des accès semblables avant l'admission à l'hôpital, et que la strychnine est quelquefois *employée avec avantage* pour combattre de pareilles surexcitations *nerveuses partielles*.

Mais j'ai renoncé au médicament dès que l'état spasmodique s'est prononcé à la fois dans les plexus nerveux de l'épigastre des poumons et du cœur. D'ailleurs les symptômes choréiques avaient alors disparu, et la guérison a persisté après la cessation assez prompte de la nouvelle perturbation nerveuse.

SEPTIÈME OBSERVATION.

Chorée datant de six semaines ; emploi de la strychnine pendant dix-sept jours, à la dose de 0,005 milligr. jusqu'à la disparition des symptômes, qui a coïncidé avec la manifestation d'une urticaire, avec la répétition des menstrues, et enfin par une fluxion autour de deux articulations métacarpiennes. Le médicament a été continué quelques jours après la guérison.

Eugénie Berthier, âgée de dix-sept ans, repasseuse, présente les attributs d'un tempérament sanguin et d'une constitution forte (1). La menstruation existe depuis

(1) Native de St-Jean-de-Bournay (Isère) ; admise à l'Hôtel-Dieu le 13 mai 1844, 3ᵉˢ femmes, 106.

l'âge de quatorze ans, dure deux ou trois jours chaque fois, et a eu lieu normalement huit jours avant l'admission à l'hôpital.

Cette fille a éprouvé, il y a un an, une suppression menstruelle par frayeur; de cette circonstance il est résulté une aménorrhée et une danse de Saint-Guy pendant trois mois. Les symptômes choréiques ont disparu avec le retour des règles.

Depuis six semaines, faiblesse de la jambe gauche; impossibilité de coordonner les mouvements pour le travail habituel et pour la couture; quelquefois la langue est pincée entre les dents pendant la mastication; pleurs à la moindre occasion; quelques vapeurs; obscurcissements momentanés de la vue; pupilles dilatées. Depuis l'apparition de ces divers symptômes, turgescence de la lèvre supérieure et du nez.

Pendant quatre jours je conseille seulement une potion avec sirop diacode 8,0 pour le soir.

Le 5e jour, mêmes phénomènes. (Strychnine 0,005 en pilule.)

Le 6e, la malade est plus calme.

Le 10e, coton poudré d'un mélange de carbonate de chaux et d'hydro-chlorate d'ammoniaque autour des pieds, pour remédier à un défaut persévérant de chaleur de ces parties.

Le 12e, symptômes choréiques plus modérés; retour de la chaleur aux pieds.

Le 16e, menstruation ce matin. (*Interrompre la strychnine.*)

Le 19e, cessation de la menstruation hier, coïncidant avec quelques spasmes gastro-pharyngiens.

Le 20e, on revient à l'usage de la strychnine.

Du 24ᵉ au 30ᵉ, chaque jour un bain avec continuation de la strychnine.

Le 27ᵉ, on remarque une amélioration notable.

Le 28ᵉ, les mouvements étaient plus coordonnés : cependant il n'y avait pas encore possibilité de coudre d'une manière suivie.

Le 30ᵉ, angine et urticaire depuis la veille ; les amygdales sont peu engorgées ; apyrexie ; agitation musculaire encore moins prononcée. (Interrompre strychnine et bains ; sirop diac. 8,0.)

Le 32ᵉ, l'nrticaire persiste au même degré ; angine plus modérée ; l'inchoérence des mouvements est moindre encore ; langue saburale ; constipation.

Le 33ᵉ, l'angine a disparu ; l'éruption continue aux cous-de-pieds et aux mains ; à la partie antérieure de l'articulation radio-carpienne gauche, on remarque un eczéma. (Looch ; huile de ricin 30,0.)

Le 35ᵉ, desquamation à la partie antérieure de l'articulation radio-carpienne gauche, où les téguments sont très sensibles. Apparition menstruelle aujourd'hui.

Le 40ᵉ, cessation des règles hier. La malade peut coudre d'une manière plus suivie ; la disposition aux pleurs n'existe plus ; la turgescence naso-labiale a disparu ; appétit. (Retour à la *strychnine* et aux *bains chaque jonr.*)

47ᵉ, hier, réapparition des menstrues qui ne durent qu'un jour, et pendant lesquels on interrompt l'usage des bains et de la *strychnine*, pour le reprendre le lendemain.

52ᵉ jour, l'action musculaire est normale ; elle permet facilement les travaux à l'aiguille. Depuis quelques jours, on remarque entre les têtes des second et troisième métacarpiens de la main droite un ganglion du volume d'un gros pois, et sensible sous la pression.

56e, le ganglion a disparu; une tuméfaction fibreuse diffuse lui a succédé.

57e, état très satisfaisant; sortie.

Pour la malade qui fait le sujet de cette observation, la strychnine n'a été administrée qu'à la dose de 0,005 milligr. pendant tout le cours du traitement, et avec des interruptions lors d'une éruption cutanée et de l'apparition des règles.

Faut-il attribuer au médicament les répétitions menstruelles à de courts intervalles? Doit-on lui rapporter l'urticaire et l'eczéma qui ont coïncidé avec une diminution notable des symptômes choréiques, puis le ganglion inter-métacarpien et la fluxion albuginée diffuse qui sont survenus pendant la convalescence? Nous avons eu plusieurs fois l'occasion d'observer comme crise de la chorée l'inflammation du tissu fibreux articulaire qui, dans d'autres circonstances, a été le point de départ de l'ataxie musculaire. Ainsi, la danse de Saint-Guy a des rapports avec le rhumatisme, ou du moins avec l'accroissement de vitalité du tissu albuginé, aux époques du développement du système osseux.

La strychnine a été interrompue pendant dix jours: cette trêve a été motivée par l'apparition d'une urticaire et d'une angine, puis par l'existence de la menstruation; mais déjà l'amélioration était très notable. Le médicament a été continué pendant quelques jours après la cessation des symptômes choréiques, et après le second effort critique, qui cette fois a eu lieu sur les articulations métacarpiennes de la main droite.

La guérison n'a pas été signalée par une surexcitation du système musculaire.

Les bains tièdes ont été un auxiliaire utile; leur interruption a été motivée par les mêmes circonstances qui ont déterminé à suspendre l'emploi de la strychnine.

On pourrait se demander si la maladie n'aurait pas été susceptible de se terminer spontanément comme la première fois, neuf mois auparavant. Mais, lors de la première apparition, la maladie était liée à la suppression menstruelle, et a cessé avec le retour des règles; tandis que, lors de la récidive, la menstruation était régulière, et plusieurs symptômes pouvaient faire craindre une métastase fâcheuse, une hémiplégie par exemple, ou une lésion permanente de l'intelligence par suite d'une altération fixe de la substance cérébrale.

HUITIÈME OBSERVATION.

Chorée compliquée d'opisthotonos clonique; guérison en quinze jours, à l'aide de la strychnine. Il y a quatre ans, même maladie; traitement par la valériane; durée, quatre mois.

Une fille âgée de quatorze ans (1), d'une bonne constitution et non encore réglée, avait conservé pendant quatre mois, il y a quatre ans, une danse de Saint-Guy traitée par la valériane.

Depuis huit jours, retour de cette maladie sur les causes et le début de laquelle on ne peut obtenir aucun renseignement.

(1) Etiennette Laurencin, ouvrière pour la soie, admise à l'Hôtel-Dieu le 27 mai 1843, a été couchée au n° 190 des 4es femmes.

Depuis cette époque, mouvements désordonnés des membres thoraciques et des membres abdominaux.

Dans les sept premiers jours, on constate tantôt la plus grande irrégularité dans la marche ou dans l'action d'ajuster des parties de vêtements, d'autres fois un faible degré de coordination dans ces mouvements composés.

Les rémissions n'ont pas lieu à des époques fixes.

Quand les accès sont intenses, le rachis se courbe en arrière et décrit dans ce sens un arc de cercle de la région lombaire à la région cervicale.

Soubresauts dans la station horizontale.

Quelquefois dans la marche, sauts ou soulèvement convulsif et opisthotonos.

Air d'étonnement, difficulté de la parole; de temps en temps pesanteur de tête.

Pendant la première semaine réservée pour constater le caractère de la maladie, je conseille les infusions de tilleul et de feuilles d'oranger, des potions avec sirop diacode 8,0.

Mais le huitième jour, l'état de la malade n'ayant pas changé, je conseille la *strychnine* à la dose *d'un douzième* de grain en pilule chaque jour.

Le 12e jour (4e du traitement), grande amélioration.

Le 13e, l'opisthotonos clonique a cessé.

Le 18e, on remarque encore quelques soubresauts.

Le 27e (20e du traitement), depuis plusieurs jours *coordination* complète, absence de soubresauts, exercice facile de l'intelligence et de la parole. (Cesser la strychnine; sirop quinquina 60,0).

Le 27e, sortie: la menstruation n'est pas établie.

On ne doit pas être moins étonné du défaut de surexcitation musculaire par la strychnine que de la rapidité de la guérison, comparée à la terminaison lente d'une maladie semblable éprouvée antérieurement.

On pouvait craindre l'accroissement de la disposition à l'opisthotonos clonique par le traitement employé; mais cette crainte n'a pas été réalisée.

L'exercice des facultés intellectuelles était compromis; cette lésion a disparu aussitôt que l'incohérence des mouvements a cessé.

Le sirop de quinquina a été employé comme moyen complémentaire.

D'après la durée de l'expectation, je ne crois pas qu'on puisse avoir des doutes sur l'efficacité de la strychnine chez cette malade.

NEUVIÈME OBSERVATION.

Danse de Saint-Guy à la suite d'une suppression menstruelle par frayeur; traitement par la strychnine; grande amélioration au bout de quatorze jours, et guérison complète en vingt-neuf jours. L'année précédente, même maladie guérie par le même moyen administré par M. le docteur Candy.

Une fille âgée de quinze ans, douée d'un tempérament nerveux-sanguin et d'une constitution moyenne, est admise le 20 juillet à l'Hôtel-Dieu (1). Cette fille est réglée depuis l'âge de douze ans, pendant trois jours; le dernier retour périodique a eu lieu normalement il y a six semaines.

(1) Jeanne Crétin, ouvrière pour la soie, demeurant montée Saint-Barthélemi, couchée au n° 88 des 3es femmes fiévreuses.

Il y a quinze jours, chagrin à une époque d'expectation des menstrues, qui ont fait défaut. Depuis huit jours seulement les symptômes de la danse de Saint-Guy se sont manifestés.

L'année dernière cette fille a été atteinte de la même maladie, dont elle a été guérie au bout d'un mois (salle Saint-Charles) à l'aide de la strychnine qui a été administrée par M. le docteur Candy, médecin de l'Hôtel-Dieu.

Cette maladie antérieure, plus modérée que la maladie actuelle, était liée à une aménorrhée qui a cessé quatre mois seulement après la disparition de l'anomalie nerveuse.

On remarque maintenant les symptômes suivants : mouvements désordonnés des deux côtés également, et indépendamment de l'exercice de la volonté; défaut de coordination dans l'action de porter les aliments à la bouche, ou de dénouer les cordons du bonnet. Lors de ces déterminations, les membres heurtent brusquement soit la tête, soit le lit.

Cette fille a l'intelligence nette, elle parle aisément; mais elle ne peut lire avec facilité, et s'agite alors convulsivement.

La vie assimilatrice est dans l'état normal; les mouvements spasmodiques ne cessent pas pendant la nuit: on est obligé d'assujettir alors la malade, pour empêcher les chutes.

Le 4e jour après l'admission, l'apparition des règles coïncide avec une diminution des symptômes; mais la cessation menstruelle le même jour est suivie du retour au degré précédent d'agitation.

Le 5e jour, je conseille une pilule avec strychnine

0,005 milligr., et un grand bain qui sera réitéré les jours suivants.

Le 7e jour, nuits plus calmes. (Deux pilules.)

Le 9e, trois pilules, une le matin et deux le soir.

Le 10e, quatre pilules.

Le 12e, amélioration notable.

Le 12e, strychnine 0,03 en six pilules.

Le 15e, la dose est augmentée de 0,005 milligr. (Sept pilules.)

Le 16e, accès nerveux sans perte de connaissance et sans écume à la bouche, mais avec flexion convulsive des membres.

Le 17e, la malade a éprouvé de nouveaux accès analogues au précédent. (Interrompre la strychnine dont la dose n'avait pas été diminuée; potion avec laudanum de Sydenham, gouttes xv.)

Le 18e, les accès convulsifs ont cessé; les mouvements choréiques sont beaucoup moindres (Interrompre le laudanum; retour à la strychnine à la dose de quatre pilules (0,02.)

Du 18e au 28e, le nombre des pilules est progressivement porté jusqu'à huit (0,04). Un accès convulsif a lieu ou non demi-heure après l'administration des pilules du matin, et dure environ demi-heure. Les mouvements choréiques s'apaisent progressivement.

Le 29e, accès convulsif violent. (Interruption de la strychnine; potion avec laudanum de Sydenham, gouttes xii.)

Du 30e au 40e, aucun accès, aucun symptôme de la danse de Saint-Guy. Les pilules, qui avaient été reprises à la dose de deux, puis de quatre, et de nouveau au nombre de deux, ne sont plus administrées à dater du 30e jour.

A cette époque la malade nous dit avoir, depuis une huitaine de jours, un dévoiement qui a continué pendant dix jours encore à un degré modéré, sans diminution des forces. A l'occasion de ce dévoiement, on a administré la décoction blanche de Sydenham et la thériaque.

60e jour, depuis un mois absence de symptômes choréiques. Les règles n'ont pas paru depuis deux mois: ainsi, aménorrhée de trente jours. La malade demande sa sortie.

Pendant cinq jours on s'est abstenu de tout traitement, soit pour constater l'effet du repos, soit en raison de l'apparition des menstrues.

La dose de la strychnine a été portée jusqu'à 0,04 centigr. On ne peut se refuser à lui rapporter l'amélioration qui en a suivi l'emploi, et qui a fait des progrès rapides.

Le moyen a été continué malgré l'apparition des accès convulsifs, qui ont coïncidé avec une diminution notable des symptômes choréiques; mais on a renoncé au médicament par suite d'un accès convulsif plus violent, et après lequel on n'a plus remarqué aucun vestige de la maladie première. Cet accès a été le dernier, et vers cette époque s'est déclaré un dévoiément qui a paru à la fois servir de crise à la danse de Saint-Guy, et de supplément à la menstruation qui devait avoir lieu alors. Les grands bains ont été administrés.

DIXIÈME OBSERVATION.

Maladie nerveuse ayant du rapport avec la danse de Saint-Guy, et présentant particulièrement un phénomène vocal extraordinaire que l'on pourrait considérer comme un élément du croup, élément nerveux, isolé et très exagéré.

M. L... était né d'un père irritable et d'une mère qui avait éprouvé de grands chagrins pendant sa grossesse. Il avait eu pour nourrice une femme forte, mais acariâtre. De ces trois personnes est résultée une constitution nerveuse ataxique, par suite de laquelle les maladies les plus légères et les médicaments les plus simples étaient suivis de réactions désordonnées, inquiétantes.

Dans le mois de décembre 1834 M. ***, alors âgé de 12 ans, contracta une pleurodynie à la suite de laquelle survinrent des accès de toux terminés par une espèce de cris qui, gagnant toujours sur la toux, finirent par s'établir tout-à-fait en sa place.

Dans le plus fort de la maladie, les cris arrivaient avec l'aube du jour, et continuaient sans interruption jusqu'à la nuit close. Une fois ce moment arrivé, l'enfant était très calme, et le sommeil très paisible

La digestion était si languissante, qu'elle ne pouvait s'exercer que sur le poulet bouilli ou le sagou. Les évacuations alvines et celles de l'urine étaient involontaires.

Ainsi que j'en ai été témoin, cet enfant a imité les cris d'un grand nombre d'animaux, tels que : l'aboiement du chien, le miaulement du chat, et plus tard le gazouillement des oiseaux. Il imitait aussi le bruit du tambour, celui de la trompette; d'autres fois c'étaient des sons qui n'avaient aucun caractère distinct, et qui souvent précédaient les cris du matin. Quand on questionnait le malade sur ce qu'il éprouvait, il disait qu'il lui semblait que c'était beaucoup d'air qui voulait s'échapper par un petit trou.

La progression était brusque, irrégulière; les membres thoraciques s'agitaient d'une manière bizarre; mais l'incohérence de leurs mouvements était surtout remarquable dans l'exercice de leurs fonctions spéciales. On remarquait un état grimacier, un défaut d'accord des muscles dans l'expression des diverses affections de l'âme. L'attention était impossible.

Les antispasmodiques, les dérivatifs et les révulsifs ont exaspéré les symptômes, et la seule nuit qui fût troublée par des cris fut celle où l'on avait placé un emplâtre thébaïque entre les épaules.

On conseilla les moyens homœopathiques; la mère n'accueillit pas cette proposition. Cependant, à l'insu du malade, j'administrai le soir un globule de spongia; l'enfant fut ensuite beaucoup plus tourmenté, et, dans ses accès, il mordait quelquefois les chaises.

Quand la maladie eut perdu de son intensité, l'amélioration a d'abord eu lieu d'une manière imperceptible; l'invasion des accès a peu à peu rétrogradé, et leur durée a été moins longue. L'enfant, malade depuis le 1er décembre, criait encore quelquefois dans le milieu d'août.

La maladie reprit de l'activité vers le milieu et surtout vers la fin du mois de septembre; enfin, les cris cessèrent subitement le 1er octobre; mais le mois suivant ils se manifestèrent de nouveau, à la suite d'une chute sur la région faciale, avec épistaxis consécutive. Les cris, qui d'abord avaient lieu de cinq en cinq minutes, puis de dix en dix, enfin de quart-d'heure en quart-d'heure, se régularisèrent pour chaque matin. Dans le courant de mai, l'enfant paraissait aller mieux. Un jour sa mère n'avait compté que vingt-quatre cris; dans le courant de septembre on en a compté jusqu'à cent cinquante.

Dans le mois d'octobre on conduisit le jeune malade à Saint-Chamond, et le 24 du même mois, après avoir eu lieu toute la journée, les cris disparurent entièrement et ne se firent plus entendre. Pendant cette dernière rechute, on remarquait dans l'hypocondre gauche un bruit réitéré qui paraissait consister dans le ballottement d'un liquide, et qui semblait dépendre d'une inertie de l'estomac combinée avec des mouvements spasmodiques du diaphragme.

Dès-lors l'enfant s'est développé progressivement sous les rapports physique et intellectuel: à vingt ans il était bien constitué, et ne présentait aucune trace de ces affections si bizarres et si multipliées dont nous avons parlé.

Les diverses péripéties que la santé de l'enfant a subies avant la manifestation de l'anomalie des appareils de la locomotion et de la voix, caractérisaient une constitution éminemment ataxique, qui présentait une grande surexcitation nerveuse native, combinée avec le défaut d'emploi des forces pour la vie assimilatrice.

Ces données pouvaient aussi servir à déterminer la nature de la danse de Saint-Guy, et à rendre compte du phénomène extraordinaire qu'elle a présenté dans l'appareil vocal.

Cette anomalie de la voix peut être rapprochée de ce qui a lieu quelquefois dans la première période du croup, dont elle serait une exagération portée au plus haut degré.

On sait que le croup peut présenter trois éléments : un élément nerveux, un élément inflammatoire, et un élément diphtérique. Dans la première période, où se prononce l'élément nerveux, la voix a été comparée quelquefois au cri d'un coq, à l'aboiement d'un chien, etc. Que l'on se représente cette circonstance à son plus haut degré d'expression, et indépendante des conditions qui peuvent lui associer les éléments fluxionnaires et pseudo-membraneux laryngiens, on concevra le phénomène vocal que nous avons particulièrement signalé.

D'après le degré excessif d'irritabilité de l'enfant, on aurait pu, *à priori*, indiquer le résultat des médicaments. Pour l'action convenable de ceux-ci, il faut une participation synergique, sinon les effets se concentrent sur la partie avec laquelle la substance a été mise en rapport, ou se réfléchissent irrégulièrement sur les centres nerveux : c'est ce qui a eu lieu pour tous les moyens auxquels on a eu recours.

Mais, si les agents thérapeutiques n'ont eu aucun résultat satisfaisant, il en a été autrement du changement de localité qui a promptement mis fin à cette maladie rebelle. Les impressions dépendant de la différence des lieux, de l'air et du régime, ont réagi sur tout le système nerveux, et ont fait cesser ses spasmes en imprimant des directions variées à son influence. Ce résultat a été souvent obtenu pour des coqueluches qui avaient persévéré malgré l'emploi d'un grand nombre de moyens.

ONZIÈME OBSERVATION.

Chorée électrique de Dubini; mutisme consécutif traité par la strychnine; guérison subite par une action religieuse.

Une fille âgée de 21 ans (1), d'un tempérament nerveux-sanguin, d'une bonne constitution, et d'une grande excitabilité au physique et au moral, était menstruée depuis l'âge de dix neuf ans. Il y avait irrégularité, retard dans le retour des règles, qui duraient cinq jours environ chaque fois.

Dans le milieu de février 1846, un refroidissement des pieds, sans relation avec les menstrues, occasionna un enrouement qui obligeait la malade à parler à voix basse, et qui durait depuis deux mois, quand une nouvelle affligeante (la nouvelle de la mort de son frère) fut suivie de l'apparition d'une maladie extraordinaire.

Chaque jour cette fille éprouvait, le matin à onze heures et le soir à cinq heures, un accès caractérisé par une agitation violente des membres thoraciques. Tour à tour les mains, fortement fléchies, se heurtaient avec véhémence, ou frappaient vigoureusement l'épigastre ou les régions sous-claviculaires. Ces mouve-

(1) Claudine Perroux, de Chauffailles, admise à l'Hôtel-Dieu le 18 janvier 1847, où elle a été placée aux troisièmes femmes, n° 137.

ments et ces chocs alternatifs avaient lieu avec régularité, et semblaient marquer la mesure.

Pendant ces accès il y avait trismus et perte de la parole, mais conservation de l'intelligence, et calme dans les autres parties du corps. Ensuite la malade prenait un air riant, et ne se plaignait que d'une épigastralgie avec faiblesse générale.

Au bout de cinq semaines, les accès ont cessé ; mais quelques jours après il est survenu un mutisme complet continu, qui a motivé l'admission de la malade à l'Hôtel-Dieu.

L'intelligence était dans une intégrité parfaite. Les questions étaient saisies avec promptitude, et la malade, ayant presque constamment le sourire sur les lèvres, exprimait avec une grande vivacité ses idées par ses gestes. Aucun son vocal; aucun indice d'un commencement de coordination des muscles qui doivent coopérer pour la parole.

Lorsqu'on voulait examiner la langue, cet organe exécutait quelques mouvements dans la cavité buccale où il semblait retenu.

Insomnie depuis le commencement de la maladie; assez fréquemment, douleurs gastro-hypocondriaques strictives.

Douze jours après l'admission, le 31 janvier 1847, j'ai administré la strychnine, d'abord à la dose de 0,005 millig. (grain 1/10), pris progressivement jusqu'à celle de 0,035 millig., en pilules chacune de 0,005 millig.

Depuis six jours la malade prenait en deux fois cette dose, qui occasionnait assez fréquemment des vertiges, lorsque le 9 mars elle ne put résister au désir de se rendre à la chapelle de Fourvières, où, avec l'approbation de M. le curé d'Ars, elle avait fait un pélerinage quatre mois auparavant, mais sans avoir éprouvé un changement dans sa manière d'être.

Elle quitta furtivement l'Hôtel-Dieu, sans prévenir les sœurs hospitalières ; et ne connaissant pas la route qu'elle devait prendre, elle parvint à se la faire indiquer en gesticulant et en montrant sur un livre de piété une image de Notre-Dame de Fourvières.

Après avoir quitté la chapelle de Fourvières, elle s'arrêta pour prier devant sainte Philomène, ce qu'elle fit d'abord mentalement; mais bientôt elle s'aperçut qu'elle pouvait prononcer les mots à voix basse. A son retour elle demanda le chemin à suivre, et, rentrée à l'Hôtel-Dieu, elle parlait nettement comme si les organes de la parole n'eussent jamais été affectés.

Nous pûmes alors contrôler, sur le récit de cette fille, les détails que nous avons mentionnés, et que M. l'abbé de Chauffailles nous avait communiqués par l'entremise de M. l'abbé Avril, maître spirituel à l'Hôtel-Dieu.

Pendant la maladie qui a précédé le mutisme, la liqueur d'Hoffmann, les infusions de feuilles d'oranger, sont, avec une application de sangsues, les seuls moyens auxquels on a eu recours.

Un mois avant l'admission, la malade ayant dû s'abstenir des aliments, par suite de l'exacerbation de ses douleurs gastro-hypocondriaques, une saignée a été pratiquée.

D'après le conseil du médecin de Chauffailles, on a interrompu le sommeil brusquement; mais on n'est point parvenu, par ce moyen, à exciter un cri ou à faire proférer une parole. La mastication et la déglutition ont toujours été faciles; la menstruation n'a été ni plus ni moins irrégulière qu'auparavant. Une épistaxis a eu lieu cinq jours avant la guérison; mais cette hémorrhagie se manifestait de temps en temps depuis la puberté.

Ce fait peut soulever plusieurs questions importantes : 1° Peut-on supposer que la maladie a été simulée? Le doute ne serait permis qu'à l'égard du mutisme continu : or, cet état n'est pas plus surprenant que les accès nerveux étranges à la suite desquels il est survenu, et pendant lesquels il existait déjà, ne cessant qu'avec eux. La dissimulation ne saurait être admise, si l'on a égard à la durée du mutisme, qui s'est prolongé pendant près de dix mois sans la moindre interruption, malgré même les explorations douloureuses pendant le sommeil, et nonobstant le premier pélerinage à Fourvières.

D'ailleurs, l'aspect ingénu de la malade, l'absence complète d'un commencement d'exercice de la parole, la rapidité avec laquelle l'expression de la physionomie et les gestes suppléaient à la production de la voix et du langage articulé, l'impossibilité de porter la langue au-delà des arcades dentaires, sont encore des circonstances qui éloignent la supposition d'un silence volontaire.

J'ajouterai que ce n'est qu'après des demandes réitérées, et une attente de quinze jours, que j'ai pu obtenir les renseignements qui m'ont été transmis par M. l'abbé Villemagne, vicaire, près de Chauffailles.

2° A quelle lésion centrale peut-on rapporter ce mutisme continu? On ne saurait admettre une lésion de la faculté intellectuelle du langage, ni la paralysie d'un ou de plusieurs des muscles qui doivent agir pour le langage articulé. Dans l'une ou l'autre circonstance, il y a tentative pour la parole, et commencement d'exécution : en outre, lorsque la première altération existe, l'intelligence est plus ou moins compromise ; et, d'autre part, la facilité de la mastication et de la déglutition prouvait que la paralysie n'existait pas.

Ainsi, on ne peut guère admettre qu'un défaut de coordination des muscles, qui, animés par des nerfs d'origines différentes, doivent pourtant être ramenés à l'unité d'action par une influence commune.

Chez notre malade cette influence paraissait déviée, et se diriger vivement sur d'autres parties, pour l'expression des sentiments ou des idées.

3° A quelle cause doit-on attribuer la guérison? La malade avait fait quatre mois auparavant, et sans résultat, un pélerinage aux chapelles de Notre-Dame de Fourvières et de Sainte-Philomène; elle a éprouvé de fréquents vertiges dans les derniers jours de l'emploi de la strychnine; enfin, elle a recouvré subitement la parole pendant sa prière. Ne doit-on pas conclure de là que le traitement a préparé le résultat, qui a été définitivement et incontestablement obtenu par l'action religieuse?

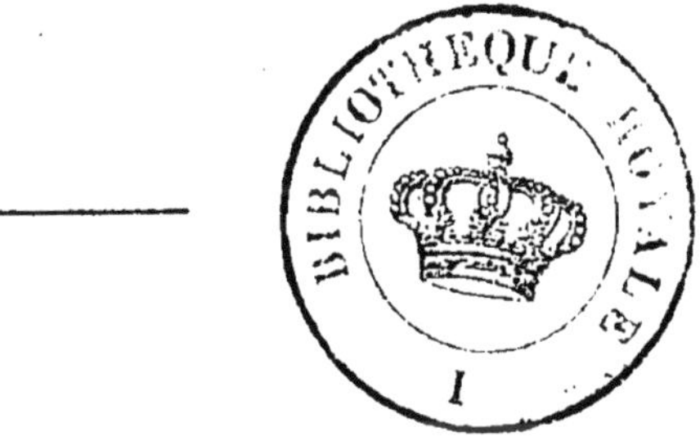

TABLE DES MATIÈRES.

—

Considérations préliminaires . . . . Page 5
Première Partie. — De la nature de la chorée ou danse de Saint-Guy. 15
Chapitre Ier. — De la lésion fondamentale qui constitue la chorée. 16
Chapitre II. — Des différences de nature de la chorée. . 24
Chapitre III. — Des causes de la chorée. 26
Chapitre IV. — Description de la chorée 31
Seconde Partie. — Du traitement de la chorée ou danse de Saint-Guy. 47
Chapitre Ier. — Du traitement spécifique proprement dit. 49
Chapitre II. — Du traitement analytique, des circonstances qui le réclament et doivent faire ajourner ou exclure la strychnine 61
Chapitre III. — Des moyens complémentaires pour le traitement de la danse de Saint-Guy 83
Observations particulières 88

www.ingramcontent.com/pod-product-compliance
Ingram Content Group UK Ltd.
Pitfield, Milton Keynes, MK11 3LW, UK
UKHW020154200726
13856UKWH00003B/990